Microsurgical Brain Aneurysms

Illustrated Concepts and Cases

脑动脉瘤显微外科治疗

图示与病例

编　著　〔德〕
汉斯–雅各布·斯泰格尔
尼玛·艾特米南
丹尼尔·汉吉

主　译　罗　杰　王　辉　周章明

天津出版传媒集团

天津科技翻译出版有限公司

著作权合同登记号:图字:02-2016-194

图书在版编目(CIP)数据

脑动脉瘤显微外科治疗:图示与病例/(德)汉斯-雅各布·斯泰格尔(Hans-Jakob Steiger),(德)尼玛·艾特米南(Nima Etminan),(德)丹吉尔·汉吉(Daniel Hänggi)编著;罗杰,王辉,周章明主译.—天津:天津科技翻译出版有限公司,2017.12

书名原文:Microsurgical Brain Aneurysms:Illustrated Concepts and Cases

ISBN 978-7-5433-3774-9

Ⅰ.①脑… Ⅱ.①汉…②尼…③丹…④罗…⑤王…⑥周… Ⅲ.①颅内肿瘤-动脉瘤-显微外科学 Ⅳ.①R739.41②R732.2

中国版本图书馆CIP数据核字(2017)第271691号

Translation from the English language edition:

Microsurgical Brain Aneurysms. Illustrated Concepts and Cases

by Hans-Jakob Steiger, Nima Etminan and Daniel Hänggi

Copyright © Springer-Verlag Berlin Heidelberg 2015

Springer is part of Springer Nature

All Rights Reserved

授权单位:Springer-Verlag GmbH

出　　版:天津科技翻译出版有限公司

出 版 人:刘 庆

地　　址:天津市南开区白堤路244号

邮政编码:300192

电　　话:(022)87894896

传　　真:(022)87895650

网　　址:www.tsttpc.com

印　　刷:山东鸿君杰文化发展有限公司

发　　行:全国新华书店

版本记录:787×1092　16开本　8印张　200千字
　　　　　2017年12月第1版　2017年12月第1次印刷
　　　　　定价:98.00元

译者名单

主　译　罗　杰　王　辉　周章明

副主译　胡钧涛　李雪锋　李新建

译　者(按姓氏汉语拼音排序)

蔡俊伟　陈滋华　成于思　何　瑞　胡钧涛

胡胜利　李安荣　李新建　李雪锋　梁　张

刘开军　刘玉杰　罗　杰　汪超甲　王　辉

王　磊　王　蕾　余　水　张　涛　张宇强

周　平　周　一　周章明

主　审　王伦长

秘　书　周　平

中译本序言

　　外科手术夹闭和血管内栓塞治疗仍然是脑动脉瘤的两种重要治疗方法。选择何种方法往往是由患者的临床情况、**DSA**、**CTA** 或者 **MRA** 所显示的动脉瘤特征以及医生的个人经验来决定，至少目前这两种治疗方法仍是互为补充和关联的。

　　随着显微技术的发展，显微手术夹闭治疗颅内动脉瘤亦更加微创，更加直接有效，尤其对于广泛蛛网膜下隙出血、颅内压相对较高、瘤颈相对较宽的动脉瘤，以及手术相对容易显露者，显微手术夹闭处理动脉瘤更为妥当。

　　罗杰教授及其同事翻译了德国杜塞尔多夫大学 Hans-Jakob Steiger 教授等人的 *Microsurgical Brain Aneurysms：Illustrated Concepts and Cases* 著作。该书对动脉瘤的显微外科现状，其病理生理和解剖学，蛛网膜下隙出血的围术期管理，手术入路动脉瘤的显露和夹闭原则，以及不同部位动脉瘤的手术处理方法等方面的显微外科手术处理做了详尽的描述。该书对神经外科医生显微手术夹闭处理动脉瘤以及对动脉瘤这一疾病进一步认识大有帮助。

　　我高兴地看到罗杰教授的这本翻译著作，深感译文内容精准、翔实，认真学习一定会对我们从事神经外科的医生、研究生和医学生有较大帮助和使用价值，为此我十分高兴地将这本书推荐给广大同道。

2017 年 10 月

中译本前言

经过一年多的努力，我们终于将 Hans-Jakob Steiger、Nima Etminan 及 Daniel Hänggi 的著作 *Microsurgical Brain Aneurysms：Illustrated Concepts and Cases* 翻译成为中文出版。

Hans-Jakob Steiger、Nima Etminan 及 Daniel Hänggi 是德国杜塞尔多夫大学神经外科教授，他们是德国神经外科颅内动脉瘤外科手术治疗领域的知名教授，造诣很深。

该书由著名出版社 Springer 出版，秉承了该出版社简明、精确等风格。纵观全书，作者以"动脉瘤治疗现状"开篇，然后从解剖、发生机制到病理生理阐述动脉瘤的发生，围术期动脉瘤患者的管理以及各种动脉瘤手术入路，各个部位动脉瘤手术技巧及注意事项均有详细讨论；最后从临床质量管理角度介绍了动脉瘤患者的临床质量管理，并介绍了杜塞尔多夫大学神经外科质量管理体系。该书这种论述方式，较为适合我们国人的思路及阅读习惯，特别是在手术技巧上面的论述，作者毫无保留的精神值得尊敬，真可谓"赠人玫瑰，手留余香"。尤为称道的是书中精美的绘图，让人叹为观止，德国人的严谨作风也在这里得到完美诠释。

翻译是一件苦差，译书更是沉闷乏味。然而，每当深夜，清茶相伴，远离喧嚣，静心阅读大师的著作，受益匪浅，亦是一大快事。我们在翻译这本书的过程中，不知不觉地感受到自己的进步，反复推敲作者晦涩难懂的德式英语，有时会有豁然开朗的感觉，甚至临床工作中许久的困惑也迎刃而解。

本译作付梓之际，心中不免惴惴不安，唯恐译者水平有限，不能完全表达作者的本意，望广大读者批评指正。

罗杰

2017 年 10 月

前　言

　　自从 1944 年 Walter Dandy 出版了第一本关于该主题的书籍后，脑动脉瘤显微手术已经历了漫长的发展之路。动脉瘤手术的发展在很大程度上与显微技术的发展相吻合。详尽技术知识的积累以及对病理生理学的理解促成了 1983 年 John Fox 发表了三卷本不朽的教程。动脉瘤显微手术并不适合每一个人，它具有特殊性，也是有难度的，且具有很强的挑战性。1990 年血管内栓塞的出现对显微手术的规划有了很深的影响。在 2002 年 ISAT(国际蛛网膜下隙出血动脉瘤试验)结果发表之前已经有很长时间的认知了，用血管内方法治疗基底顶端动脉瘤，其风险比显微手术要小得多。ISAT 结果的发表涉及大量的结论。显微手术已成为血管内临床医生遇到难治病例时的第二种选择。依靠当地的团队，更多难治的动脉瘤会需要手术。但另一方面，神经外科医生并不需要对所有难治的动脉瘤进行手术，对于手术操作危险太大的病例应当避免。团队互动肯定对两个学科之间的平衡至关重要。目前在整个欧洲关于栓塞动脉瘤和夹闭动脉瘤所占比例有很大的分歧。这些分歧从本质上说是栓塞动脉瘤和夹闭动脉瘤竞争的结果。为了消除学科间的竞争因素，能够熟练运用显微外科和血管内技术的神经介入外科医生在美国和日本及其他国家出现。在欧洲，尝试在几个地方去建立这种制度，但是没有取得成功。因此，跨学科团队的处置方法维持欧洲标准。当前在欧洲，栓塞和夹闭之间的平均关联大约一半对一半。

　　动脉瘤显微手术具有特殊性和挑战性，神经外科医生必须要先经过培训并掌握显微外科技术。同样，动脉瘤显微手术的现代书籍能避免重复地介绍基础的显微外科技巧。本书旨在分析我们过去十年的经验和总结取得成功的重要思路。

　　由于血管内治疗的出现，动脉瘤显微手术的技术发展让人震惊。当前，对于脑动脉瘤来说，越来越清楚的是至少在未来十年显微技术是必需的，我们也确信此技术的发展肯定被加强。在我们中心，传统上大的开口导致的损伤已经被小的定向开颅手术取代。目前书中的主要焦点是介绍一种针对性的方法和由此产生的特殊的夹闭技巧。

　　蛛网膜下隙出血的管理和脑动脉瘤的夹闭技术要求对病理生理学和血流动

力学有更深层次的了解,因为这些因素决定了典型的形态、构造、相应的入路以及夹闭的技巧。因此,在这本书的第一部分描述了血流动力学原理和由此产生的动脉瘤类型。

Hans-Jakob Steiger

Nima Etminan

Daniel Hänggi

目 录

第 1 章

动脉瘤显微外科的现状

目前,关于脑动脉瘤关注的两个热点话题是夹闭或者栓塞,以及如何处理偶发性动脉瘤。需要进一步或者持续注意和研究的问题是,蛛网膜下隙出血后的原发及继发性损伤(即迟发型脑出血),以及药物处理对脑动脉瘤的一级预防。

1.1 夹闭或栓塞?

如果脑动脉瘤不适合血管内治疗,另一种恰当的选择是显微手术治疗[1]。若不能同时提供这两种治疗方式,可能很难胜任处理破裂的动脉瘤或未破裂的动脉瘤。

在很多临床环境下,关于最佳治疗方案的选择并没有足够的证据来做出明确的决定。当两种选择均可以的时候,往往会出现一个灰色的区域。在这种情况下,就需要神经外科医生和血管内治疗医师依据患者的基本临床情况,DSA、CT或者MRA所显示的动脉瘤的特征和他们的个人经验共同来决定。在做决定时,动脉瘤的部位是非常重要的影响因素。基底动脉瘤很显然是血管内治疗的适应证,所以对于神经外科医生来说,并不需要非常的熟悉。但是,在很多神经外科中心各个部位的周围性动脉瘤仍然是以显微手术为主。但对于大脑中动脉主要分叉处的动脉瘤仍然是一个灰色地带,因为它们有各自的数据支撑,所以仍然存在争议。

动脉瘤的大小和瘤颈的宽窄在治疗方法选择方面并没有占主导角色,大的和宽基底的动脉瘤,无论对于血管内治疗还是显微外科治疗都是很困难的。同时,小的和窄颈的动脉瘤用两种方法都较简单和安全。

在选择治疗方案时,武断地否认某种治疗方法是不现实的。如果血管内治疗或者显微手术治疗经验明显占优势的,选择哪种治疗方法也是需要加以考虑的。

1

更为困难的问题是对急性蛛网膜下隙出血时患者意愿价值的判断。因为患者在蛛网膜下隙出血后往往会有认知受损，加之他们对科学知识及会诊的了解有限，且治疗方案的选择是有时间限制的。最后，很重要的是，告知患者病情的过程必须谨慎，不能带来额外的压力，为的是尽可能不引起动脉瘤的破裂。因此，面对蛛网膜下隙出血的患者，治疗者在多方面清楚地考虑患者的利益才能选择出合理的治疗方案。在做出选择后，治疗者必须站在患者的角度尽可能详细地将治疗方案告知对方。

1.2 偶发性动脉瘤是否需要处理？

除了世界神经外科学会联合会(WFNS)5级脑出血合并严重的早期脑损伤及难以控制的颅内压之外，破裂的动脉瘤造成的脑出血均作为处理的首要指征，这是毋庸置疑的[2]。由于普通人群中未破裂颅内动脉瘤(UIA)的发生率较高(2%~3%)。而且有动脉瘤的人一生中发生破裂的概率很低，因此评估偶发动脉瘤是否要处理具有一定挑战性[3]。一些研究给我们提供了偶发性动脉瘤的自然发展史，动脉瘤破裂的具体危险因素以及与治疗相关的发病率及死亡率[4-8]。然而，大多数关于未破裂颅内动脉瘤的自然发展史的研究在亚组的选择上存在部分偏倚，使得关于 UIA 的真正自然史的争议仍在继续[9,10]。虽然如此，仍可将动脉瘤的大小和部位看作是偶发性动脉瘤破裂的

主要危险因素。对此，国际未破裂颅内动脉瘤研究学会(ISUIA)[8]和日本未破裂脑动脉瘤协会(UCAS Japan)[7]的数据均表明，直径小于7mm 的偶发性动脉瘤 5 年的破裂危险度较低(1%~2%)。值得注意的是，近期 UCAS Japan 研究的数据[7]明确显示，较其他前循环动脉瘤和那些非分叶状的动脉瘤，前交通动脉瘤或后交通动脉瘤以及分叶状动脉瘤有更高的破裂危险。二级危险因素包括，以前发生过蛛网膜下隙出血，有 UIA 或蛛网膜下隙出血的家族史，居于日本和芬兰的人，未治疗的高血压，主动吸烟以及伴有胶原病者。

虽然动脉瘤大小是发生破裂的主要危险因素，但它也是治疗并发症及发病率的主要危险因素(除患者年龄以外)。关于手术治疗和血管内治疗 UIA 的荟萃分析的集合数据表明，总的永久性发病率和致死率可达 6%~7%[6,11]。具体说明如下，前循环小动脉瘤的两种治疗方案的治疗风险约为每毫米直径 1%。后循环动脉瘤血管内栓塞术的风险与前循环动脉瘤差不多，但是在 ISUIA 数据中显微手术的并发症发生率却是其两倍。也就是说，后循环的巨大动脉瘤在做手术栓塞 1 年后效果欠佳的风险约为 50%[8]。总之，对 UIA 患者的评估必须考虑多方面因素，最好平衡考虑 UIA 患者的动脉瘤破裂风险和治疗风险（图1.1）。重要的是这种评估必须考虑到动脉瘤的终身破裂风险，特别是 40 岁以下的患者或者有上述风险因素的患者，还会有随机性，因此难以利用现有的可用数据进行评估。

1.3　蛛网膜下隙出血后继发性缺血性损伤之谜

20 世纪 80 年代,尼莫地平、高血压疗法和脑灌注压监测已应用于临床实践,因此疗效毫无疑问得到了显著改善。在治疗动脉瘤蛛网膜下隙出血方面最明显的进步是死亡率显著下降[12]。1980 年的数据显示总的病例死亡率约为 55%,预测到 2010 年左右,大约可能降为 30%。但是,引起这些改善的原因不仅仅是应用了尼莫地平、高血压疗法和脑灌注压监测。脑外伤、缺血性卒中和脑出血患者预后也优于 30 年前,那么,疗效的提高是由于蛛网膜下隙出血的特有并发症得到了更好的治疗,还是由于重症监护病房更好的护理呢[13,14]？我们对过去 10 年本院治疗的病例进行了分析表明,至少 50%的蛛网膜下隙出血死亡病例与早期或迟发性脑损伤有关[15]。

1.4　动脉瘤形成的一级预防

尽管高血压和吸烟越来越被认为是确定的危险因素,但家族聚集性遗传因素目前并没有更充分地被临床确定。关于颅内动脉瘤的全基因组相关研究,有助于我们进一步了解影响动脉瘤形成和破裂的原因。但是,并非是一两个基因,而是多基因对动脉瘤的发生和破裂起着重要作用[16,17]。此外,环境因素会干扰遗传因素的表达,而动脉瘤破裂可能与

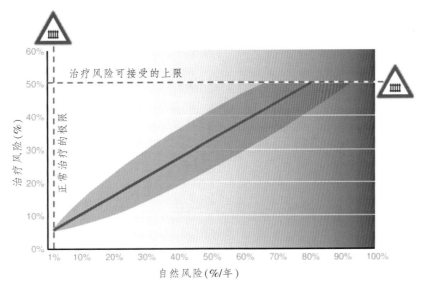

图 1.1　一般而言,治疗风险与动脉瘤自然破裂的风险有关,大致呈线性关系。因此,动脉瘤大小在治疗中仍是一个值得讨论的问题。鉴于风险评估的不确定性,我们的意见是,除了所评估的治疗风险和所评估的动脉瘤自然风险的确切关系以外,还需要考虑些绝对界限。对于评估的每年破裂率小于 1%的任何动脉瘤,我们不推荐进行手术治疗或血管内栓塞,可以进行观察。对于任何病情稳定的患者,如果我们评估的治疗风险率是 50%或更高时,也不建议进行手术治疗或血管内栓塞。

动脉瘤形成以外的遗传因素相关。尽管我们处于技术变革时期，将来可能会提供便捷廉价的动脉瘤患者的全基因测序，但是，目前现有的知识并不能完全转化为临床应用。

参考文献

1. Molyneux AJ, Kerr RS, Birks J, Ramzi N, Yarnold J, Sneade M, et al. Risk of recurrent subarachnoid haemorrhage, death, or dependence and standardised mortality ratios after clipping or coiling of an intracranial aneurysm in the International Subarachnoid Aneurysm Trial (ISAT): long-term follow-up. Lancet Neurol. 2009;8:427–33.

2. Bailes JE, Spetzler RF, Hadley MN, Baldwin HZ. Management morbidity and mortality of poor-grade aneurysm patients. J Neurosurg. 1990;72:559–66.

3. Vernooij MW, Ikram MA, Tanghe HL, Vincent AJ, Hofman A, Krestin GP, et al. Incidental findings on brain MRI in the general population. N Engl J Med. 2007;357:1821–8.

4. Greving JP, Wermer MJ, Brown Jr RD, Morita A, Juvela S, Yonekura M, et al. Development of the PHASES score for prediction of risk of rupture of intracranial aneurysms: a pooled analysis of six prospective cohort studies. Lancet Neurol. 2014;13:59–66.

5. Juvela S, Poussa K, Lehto H, Porras M. Natural history of unruptured intracranial aneurysms: a long-term follow-up study. Stroke. 2013;44:2414–21.

6. Kotowski M, Naggara O, Darsaut TE, Nolet S, Gevry G, Kouznetsov E, et al. Safety and occlusion rates of surgical treatment of unruptured intracranial aneurysms: a systematic review and meta-analysis of the literature from 1990 to 2011. J Neurol Neurosurg Psychiatry. 2013;84:42–8.

7. UCAS Japan Investigators, Morita A, Kirino T, Hashi K, Aoki N, Fukuhara S, et al. The natural course of unruptured cerebral aneurysms in a Japanese cohort. N Engl J Med. 2012;366:2474–82.

8. Wiebers DO, Whisnant JP, Huston 3rd J, Meissner I, Brown Jr RD, Piepgras DG, et al.; International Study of Unruptured Intracranial Aneurysms Investigators. Unruptured intracranial aneurysms: natural history, clinical outcome, and risks of surgical and endovascular treatment. Lancet. 2003;362:103.

9. Brown Jr RD. Controversy: clipping of asymptomatic intracranial aneurysm that is <7 mm: yes or no? Stroke. 2013;44(6 Suppl 1):S96.

10. Steinberg GK. Controversy: clipping of asymptomatic intracranial aneurysm that is <7 mm: yes. Stroke. 2013;44(6 Suppl 1):S97–9.

11. Naggara ON, Lecler A, Oppenheim C, Meder JF, Raymond J. Endovascular treatment of intracranial unruptured aneurysms: a systematic review of the literature on safety with emphasis on subgroup analyses. Radiology. 2012;263:828–35.

12. Lovelock CE, Rinkel GJ, Rothwell PM. Time trends in outcome of subarachnoid hemorrhage: population-based study and systematic review. Neurology. 2010;74:1494–501.

13. Béjot Y, Rouaud O, Durier J, Caillier M, Marie C, Freysz M, et al. Decrease in the stroke case fatality rates in a French population-based twenty-year study. A comparison between men and women. Cerebrovasc Dis. 2007;24:439–44.

14. Biotti D, Jacquin A, Boutarbouch M, Bousquet O, Durier J, Ben Salem D, et al. Trends in case-fatality rates in hospitalized nontraumatic subarachnoid hemorrhage: results of a population-based study in Dijon, France, from 1985 to 2006. Neurosurgery. 2010;66:1039–43.

15. Beseoglu K, Holtkamp K, Steiger HJ, Hänggi D. Fatal aneurysmal subarachnoid haemorrhage: causes of 30-day in-hospital case fatalities in a large single-centre historical patient cohort. Clin Neurol Neurosurg. 2013;115:77–81.

16. Hussain I, Duffis EJ, Gandhi CD, Prestigiacomo CJ. Genome-wide association studies of intracranial aneurysms: an update. Stroke. 2013;44:2670–5.

17. Yasuno K, Bilguvar K, Bijlenga P, Low SK, Krischek B, Auburger G, et al. Genome-wide association study of intracranial aneurysm identifies three new risk loci. Nat Genet. 2010;42:420–5.

第 **2** 章

动脉瘤病理生理和解剖学

2.1 终端动脉瘤与偏侧动脉瘤

90%以上的囊状动脉瘤起源于分叉处或者出现在小分叉的起始部(比例为约数)[1,2]:

- 大脑中动脉主要分叉处(15%~30%)
- 前交通动脉(20%~30%)
- 颈内–后交通动脉(15%)
- 基底动脉末端(5%)

动脉瘤很少出现的分叉部位:

- 颈内动脉分叉处(2%)
- 颈内–脉络膜前动脉(1%~2%)
- 胼胝体周–缘动脉(2%)
- 基底–小脑上动脉(2%)
- 椎动脉–小脑后下动脉(2%)
- 椎基底动脉接合部(1%)
- 小脑前下动脉(0.5%~1%)

文献报道的动脉瘤在不同部位的发生率有所不同,而且所报道的不同部位破裂与未破裂动脉瘤的发生率也有差异。特别是在破裂动脉瘤的病例报道中,前交通动脉瘤发生的概率较大。而在儿童和家族病例中,动脉瘤则很少会出现在前交通动脉中。

终末端动脉瘤和偏侧、侧支相关性动脉瘤之间的区别多少有些不真实(图2.1)。事实上,有些分叉通常是不对称的,终末端动脉瘤两支中的一支可能比另一支大。如果说两分支的直径差异显著,那么小直径的分支会以旁支出现。旁支的直径可能也和输入血管与分支血管之间的角度密切相关。在那些分支之间不对称比较明显的病例中,较大分支一般会沿着输入血管方向继续,而较小的分支的起点和输出血管的夹角大致呈90°。

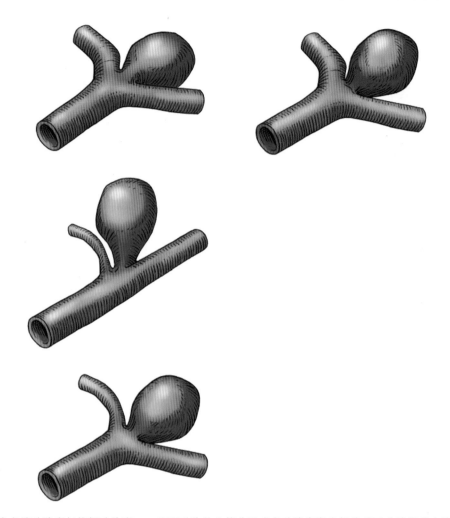

图 2.1　终末端动脉瘤与偏侧动脉瘤。一些不对称的血管分叉或者动脉瘤突出部分对于动脉瘤的血液流动是必需的。如果分支的血管直径差异很大，较小的一支会作为侧支出现。与较小的旁路血管有关的动脉瘤被称作为偏侧动脉瘤。同时，生长在两个直径大小差不多的侧支之间的动脉瘤被称作终末端动脉瘤。旁支的直径也与输入血管与分支的角度有关。在那些分支之间不对称比较明显的病例中，较大分支一般会沿着输入血管方向继续，而较小的分支的起点和输出血管的夹角大致呈 90°。

2.2　血管分叉处的几何形状

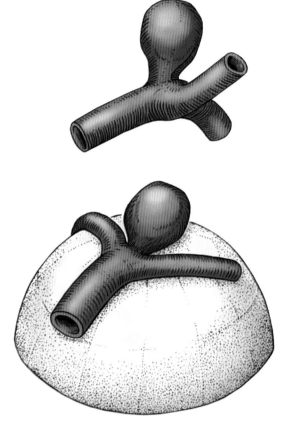

　　颅外的动脉分叉部通常在分支之间形成锐角,如腹主动脉,一般和两髂动脉成锐角。相反,颅内动脉在两个分支之间往往形成钝角。引起这种特性的原因尚不明确,但是日常经验证实了这一规律。符合逻辑的解释是这些角度的形成与血管周围环境的形状有关。如果血管经过纵向的器官如四肢,那么血管分叉就会成为锐角。但是如果血管经过几乎是圆形的器官如大脑,分叉部就成 T 型。

　　一般来讲,脑动脉的分叉和动脉瘤的突出部分可以假设成三维立体结构。输入和输出血管并不需要分布在同一平坦的平面。现实是从输入端血管到分支血管方向往往会出现平稳的过渡(图 2.2)。所以,我们最好是把分叉部位想象于一个弧面上。

　　如果我们假设脑血管的流速差异很小的话,各分支血管的直径是相关的。因此,在均等分支的情况下,各分支的相对直径与输入血管之比为 0.7。如果分支血管不均衡,各分支血管的横断面之和相当于输入血管的横断面。图 2.3 显示一些关于输入和输出血管大小关系的例子。

　　颅内的颈内动脉(ICA)有两种典型的构形(图 2.4)。其终末端的分叉部一般被认为是典型的 T 型。但是,由于大脑中动脉(MCA)和前交通动脉(Acom)直径的非对称性有可变性,后交通动脉(Pcom)的相对直径决定着远端 ICA 的方向。后交通的开口常常位于 ICA

图 2.2　分叉部位的几何形状。颅内动脉血管的分叉部大多数会在分支之间形成钝角。原则上,脑动脉的分叉和动脉瘤的突出部分可以假设成三维立体结构。现实是,可以把分叉部位想象于一个弧面上。但动脉瘤的突出部分,并不局限于这一平面。

中线的腹侧。约 70%的个体中,后交通动脉很小而且形成典型的侧支;远端的 ICA 继续沿着近端的方向延续。然而,大约 30%的后交通动脉管径大于 2mm 并且供应大脑后动脉,导致远端的 ICA 向背侧偏移。在这种情况下,远端 ICA 的直径仍然较近端的小,脉络膜前动脉直径普遍较小,而且是 ICA 的典型的分支。

　　前交通动脉瘤患者常常在大脑前动脉分

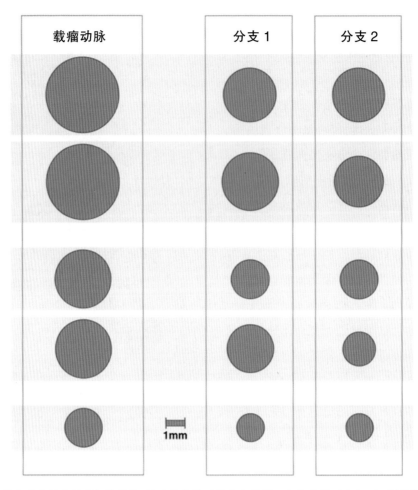

图 2.3　脑血管各分支的直径是相关联的。输入段的截面基本上等同于各分支截面之和。上述插图是输入端和输出端血管直径大小相关性的图例。

叉部展现与正常人不同的特点(图 2.5)。在大多数的情况下,有大脑前动脉瘤的患者的大脑前动脉是明显不对称的。因此,随着血管的延伸会导致 ACA 畸形,一侧的 A2 段较另一侧靠前。在将近 80% 的这些病例中,以 A1 为主要供血的旁边的 A2 段较对侧 A2 靠后[3]。在以额叶入路显露动脉瘤时,这种优势的构型(也称作开放型构型)更能够显露整个前交通动脉复合体,特别是双侧的 A2 段。相反,在接近 20% 前交通动脉瘤的患者中,前交通动脉被翻转到另一方向,以至于以 A1 为优势的旁边的 A2 段反而靠前。这种构型(也被称作关闭性构型)对于前外侧入路来说是个难题,因为对侧 A2 起始端被隐藏在同侧的 A2 段的后面。

此外,前交通动脉复合体特殊的解剖学特征是非常重要的。在一小部分的患者中,A2 在很早就分成两条主干,使其共有三段 A2。如果手术医生并没有注意这一特殊的构型,那么不经意间用动脉瘤夹夹闭第三支导致闭

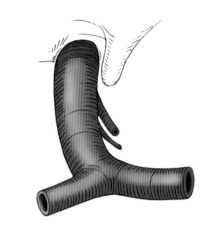

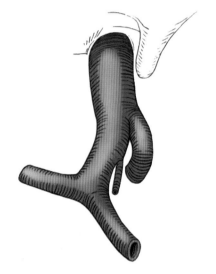

图 2.4　颅内的颈内动脉(ICA)有两种典型的构型，取决于后交通动脉(Pcom)管径的大小。如果后交通动脉较小且有典型的侧支，那么 ICA 的远端将沿近端方向延续。如果后交通动脉较大且供应大脑后动脉，则 ICA 的远端转角向上。脉络膜前动脉管径均较小，是典型的 ICA 的侧支。

塞的风险变得非常高了。另一方面，不成对的胼胝体周围动脉(不成对的 A2)在胼胝体缘动脉的起始部将成为一群与动脉瘤密切相关的动脉。总的来说，血管造影所显示的不成对的 A2 段的变异率大概在 3% 左右[4]。

动脉瘤患者的大脑中动脉(MCA)分叉部也同样显示出与显微手术处理有关的典型的特征。MCA 分叉部通常会是典型的 T 形分叉。三叉分支比较少。在这种大脑中动脉瘤的病例中，M1 在整个走行过程中一直处于过度的拉伸状态，导致高悬和弯曲的分布。在大脑中动脉分叉邻近侧裂经过时，远端的 M1 段实际上是位于分叉的后面(图 2.6)。在这种情况下，我们推荐的暴露远端 M1 段的入路是从 M2 主干之间进行(远端 M1 显露便于临时阻断)。

颅内动脉瘤通常与异常的 Wills 环密切相关。通常认为，前交通动脉瘤可能与大脑前动脉发育不全有关。根据许多作者报道，在约 80% 前交通动脉瘤患者中大脑前动脉的第一段(A1)明显不对称。然而，在健康人群中不对称的 A1 段只达到 10%~15%[2,5,6]。此外，前交通动脉瘤常常固定出现在优势 A1 段和交通动脉的分叉部。

颈内动脉的血栓形成或者是结扎术同样是众所周知的形成囊性动脉瘤的危险因素[7]。闭塞一侧脑血管同样可以增加原有血液通道动脉瘤形成的概率。

另一种与动脉瘤有关的几何变异是动静脉畸形(AVM)。10%~30% 的 AVM 患者被报道存在与之相关的供血动脉血管支的动脉瘤[8,9]。与 AVM 有关的动脉瘤不是在供血血管支上就是在 Wills 环上。促进动脉瘤发生的因素，如血管发育不全、堵塞和动静脉畸形，这些统一被命名为"血流动力学应力"[10]。

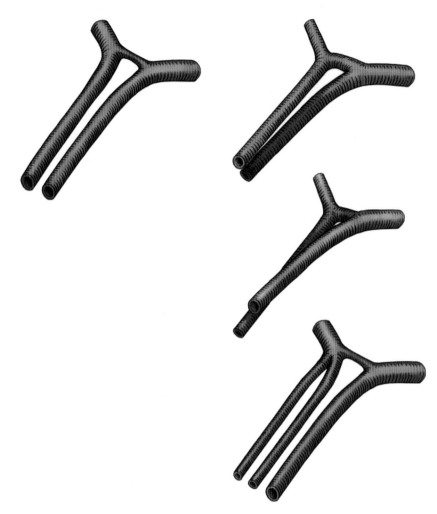

图 2.5　各样变异的前交通动脉复合体。大多数情况下，大脑前动脉瘤患者的 A1 段是明显不对称的。此外，不断延长的 A1 段会导致 ACA 的翻转，通常会使 A2 段起始部在优势 A1 段旁边的更后面。另一种变异，出现于双侧 A2 段的后部，这种变异是比较少的。有时，A2 在很早就被分成两条主干，使得共有三段 A2。如果手术医生并没有注意这种特殊的构型，那么不经意间用动脉瘤夹夹闭第三支的风险就非常高。

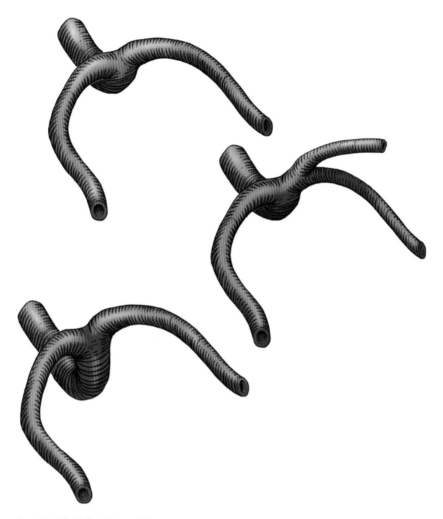

图 2.6　MCA 分叉部通常是典型的 T 形分叉。三叉形分支比较少。同样,类似大脑前动脉的情况,M1 在整个走行中一直处于过度的拉伸状态,导致高悬和弯曲的分布。如果大脑中动脉分叉部通过外侧裂,M1 段终末段就会位于分叉部的后面。

2.3　动脉瘤的突出部与血流

我们假设一处完全对称的血管分叉终末动脉瘤正好位于其中间部位,且与分叉处于同一平面。这种动脉瘤因为内部基本没有血流,所以会很快形成血栓。血管的分叉非对称性可能由载瘤动脉的分支不对等或载瘤动脉的血流输入轴和动脉瘤的纵轴偏离所造成。从而使动脉瘤内始终有血液流动。

如果分支是不对称的,动脉瘤的血液流入可能发生在较大的那一支,而血液流出则发生在较小的一支(图2.7)。如果不对称起源于分叉处的平面以外的动脉瘤突出部,动脉瘤内的血流流入往往是输出动脉的血流的延续,而沿着对侧瘤壁流出。也有第二种模式,血流朝着瘤体中心返回,并沿瘤顶的周围瘤壁流出。

有人设想,供血动脉和动脉瘤体之间有各种各样的角度,但是,事实并非如此。要记

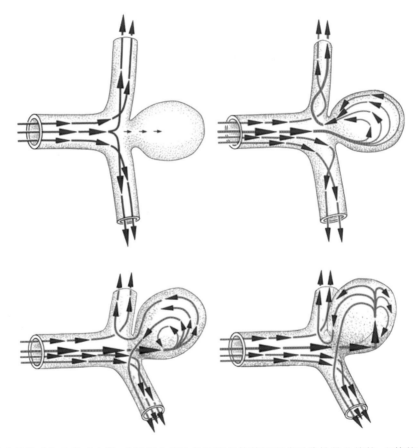

图2.7　动脉瘤的构型与血流动力学:动脉瘤内部的分流特点使其呈现非对称性是必然的,血管的非对称性可能由血流通过分支的不平衡造成,或者动脉瘤体的轴与输入动脉的轴偏离,动脉瘤的血液流入可能发生在较大的那一支,而流出则发生在较小的一支,如果不对称原因是动脉瘤在分叉处的平面以外的突起,在动脉瘤上突起底部就存在两种重要的分流形式。

住，动脉瘤只朝着维持血流动力和力矩平衡方向发展，这一点很重要。如果流入瘤体血流的力矩大于流出血流的力矩，动脉瘤会慢慢倾斜于流出的方向。

基于对血管造影显示的侧支与动脉瘤突起之间的角度测量，我们发现前交通和大脑中动脉瘤呈现两种典型的角度：一个在大约110°左右和另一个在 160°~170°（图 2.8）。在

临床上，因为输出端的不对称和动脉瘤平面的弧度也可能影响血液流动模式，测得的角度往往与理论值略有出入。

因为动脉瘤瘤体的主要指向角度可能向上或者向下，所以我们共发现了四种主要的动脉瘤突起的类型，衍生为四种典型位置的动脉瘤类型。这些典型的类型与动脉瘤显微手术的操作技术密切相关。因为根据不同类

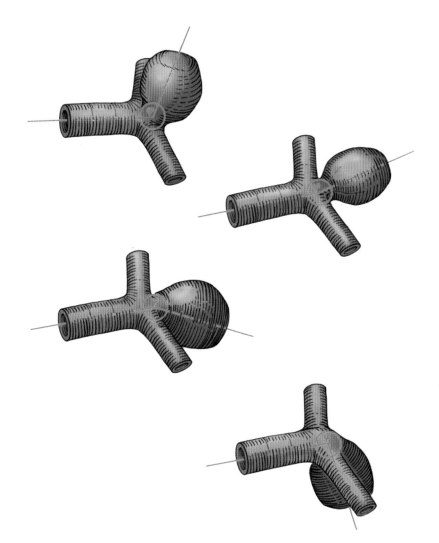

图 2.8　动脉瘤角度：部分典型动脉瘤内可能呈现一种稳定平衡的血液流动模式，前交通和大脑中动脉瘤瘤体与供血动脉长轴之间夹角呈现两种典型的角度：一个大约 110°左右和另一个在 160°~170°。

型可以决定不同的手术入路，以便控制近端血管，从而在动脉瘤夹或动脉瘤夹闭术选择出最佳的方法。

对于前交通动脉瘤(图 2.9)来说，1 型是指前侧方向。动脉瘤顶黏附在视交叉上，在手术过程中，抬起额叶时，必须要小心，以免将瘤顶从视交叉处撕裂。2 型是指向大脑纵裂

内的前方，在这里危险在于分离纵裂时会撕裂瘤顶。3 型是指位于 A2 段平面的后面。当安放动脉瘤夹时，需要注意到大部分的动脉瘤颈位于后方是非常重要的。一些错误的观点认为，前面和后面观看到的瘤颈是一样的。错误观点可能会使动脉瘤后部的夹闭不完全。4 型是动脉瘤突起向上。这类动脉瘤在分

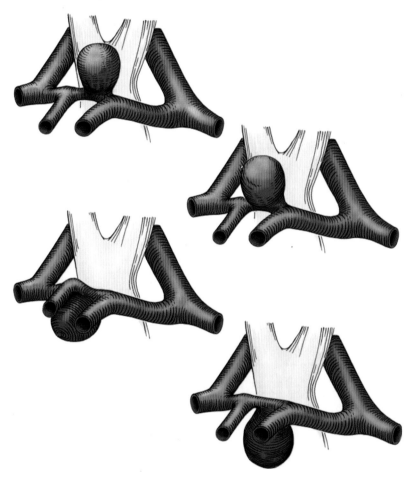

图 2.9　前交通动脉瘤的类型：1 型是指前侧方向，动脉瘤顶可能黏附在视交叉上。在手术过程中，抬起额眶部皮质时，必须要小心，以免将瘤顶从视交叉处撕裂。2 型是指在大脑纵裂指向前方。在这里，危险在于分离纵裂时会撕裂瘤顶。3 型是位于 A2 段平面的后面。当使用动脉瘤夹时，确保大部分的动脉瘤颈位于后面是非常重要的。从前方入路显露动脉瘤时常会忽略和低估动脉瘤后部。4 型是动脉瘤突起向上。这类动脉瘤在分离时需在 A1 段上面和 A2 段的后面进行。

离时需在 A1 段上面和 A2 段的后面进行。

　　大脑中动脉分叉处也有很多类型的动脉瘤(图 2.10)。1 型动脉瘤的腹侧朝向颞极。这些动脉瘤常表现为暂时的脑内血肿。这点对于表现为昏迷和可能出现的瞳孔散大合并大量颞叶血肿的患者来说,是非常重要的。手术夹闭动脉瘤的紧迫性并不允许类似脑血管造影这样详细的诊断法。但是我们知道,颞叶有

动脉瘤突起时(1 型),一般直径都大于 8mm,在无造影的条件下,安全地接近动脉瘤是比较容易做到的。

　　2 型 MCA 动脉瘤位于 M2 段平面前的外侧裂。3 型动脉瘤略向内侧指向。它们位于 M2 主干之间且可以附着于岛叶,4 型 MCA 动脉瘤向上朝向额叶。

　　对于前交通动脉和大脑中动脉瘤来说,1

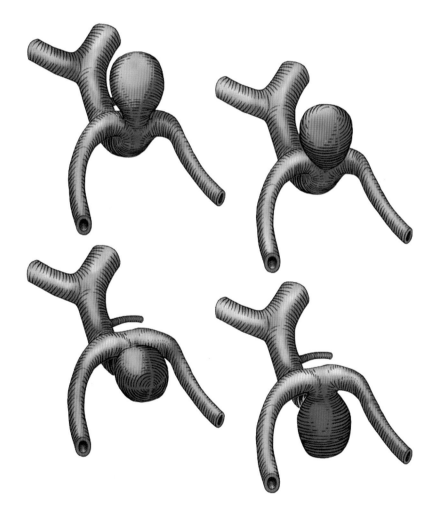

图 2.10　大脑中动脉分叉处动脉瘤也有很多类型:1 型动脉瘤的腹侧朝向颞极,而且往往出现颞叶血肿,2 型 MCA 动脉瘤位于 M2 段平面前方的外侧裂。3 型动脉瘤略向内侧指向。他们位于 M2 主干之间且可以附着于岛叶。4 型 MCA 动脉瘤向上朝向额叶,这种少见。

型和 2 型占据了在这些动脉瘤的 80% 左右。这一事实可能与分叉的弯曲面有关，在那里动脉瘤优先在分叉平面的外部空间生长。

ICA 后交通动脉(Pcom)瘤与某些典型的动脉瘤类型有所不同，在一定程度上小脑幕边缘的解剖结构的约束力限制动脉瘤的生长。这些动脉瘤几乎都是侧方或者是向后生长(图 2.11)，几乎很少看到有向内的突起。向内的 ICA 远端动脉瘤是存在的，但是在后交通动脉起始段的瘤壁的背面很难看到。由于

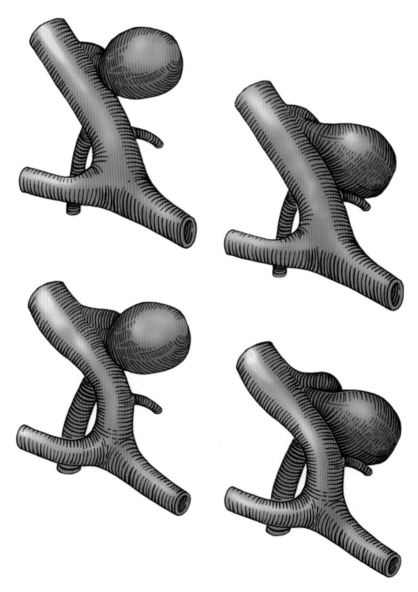

图 2.11　ICA 后交通动脉(Pcom)瘤与某些典型的动脉瘤类型有所不同。这些动脉瘤几乎都是侧向或者是向后生长，后交通动脉的粗细影响其末端颈内动脉的处理，也影响动脉瘤的大小。和粗大的后交通动脉相关的动脉瘤要比小的后交通动脉相关的动脉瘤位置更高一些。

解剖结构的限制，在颈内动脉大脑后交通动脉瘤出现的情况下，很难看到介于分支动脉和动脉瘤突起之间的典型角度。取代的是角度平均分散在约 110°左右[10]。

另一方面，后交通动脉的大小会影响颈内动脉的终端。因此，对动脉瘤的构型也有影响。有较大后交通动脉的颈内动脉瘤更趋向于向横向突起。因此，我们将拥有较小后交通动脉的后交通动脉瘤细分为 1A 和 2A，相应地，拥有大的后交通动脉或者是先天性大脑后动脉的后交通动脉瘤分为 1B 和 2B（2mm 或更大的）。一般情况下，1 型颈内动脉瘤相应靠后或侧方。同时 2 型将会很明显的侧向于幕缘下或在极少数情况下处于幕缘上。因为分叉的部位一般较高，所以 1B 类型与 2B 类型相比，后者更常见。

位于小脑幕边缘上方使得动脉瘤圆顶与海马旁回有直接的关系。在极少数情况下，这些动脉瘤可以诱发癫痫症状。这种类型的动脉瘤不仅仅出现后交通动脉瘤中，而且也会在脉络膜前动脉起始的动脉瘤中出现。

在原则上动脉瘤的主要构型也适用于其他典型部位的动脉瘤：颈内动脉和基底动脉分叉处，A2-胼胝体动脉起始的分叉处和小脑后下动脉（PICA）的起始部。在基底动脉分叉部位，四个典型构型都会出现，向前突起的就会更加常见。颈内动脉末端分叉部较特殊，大多数突起方向向上。在另一方面，更多的外周动脉瘤和小脑后下动脉起始部的动脉瘤，源动脉的变异相对较大，这就使得动脉瘤的方向有着很大的可变性。在小脑后下动脉瘤中，

起源于椎动脉起始部位的动脉瘤的差异可能在几厘米以上。

2.4 动脉瘤颈的形状

大多数的动脉瘤通常源于内膜中部的点状突起。原始形式在一个内膜层和外膜层组成的疱状动脉瘤中表现得最为明显。在发育后期，成纤维细胞的产生会形成暂时稳定的胶原蛋白。单独的胶原蛋白是一种黏弹性物质，并可以产生永久性的张力[11]。因此，血管的长期稳定仅能建立在中膜平滑肌上，但因为动脉瘤壁始终缺乏平滑肌，所以，在所有的动脉瘤中平滑肌的生长都被认为比较缓慢。

有趣的是，典型动脉瘤部位的疱状动脉瘤引起的蛛网膜下隙出血并不少见。特别是在颈内动脉的上壁和内侧壁。可以假设这些疱状动脉瘤的形成过程中存在异常机制，如中膜的急性局灶性坏死或炎症。

另一个困惑的问题是分支（漏斗）起始部的漏斗状扩张是否在最初的动脉瘤发展中起到作用。这些漏斗特定地在后交通动脉起始部发生。漏斗在颈内-后交通动脉的形成过程中的作用仍是假想的；除了一些文字性的病例报道中提起过，其他并无涉及。

在动脉瘤发展的初始阶段，无论是周围的动脉壁还是分叉部的形状都不会受到影响（图 2.12）。随着动脉瘤进一步的增长，侧支的起始部位开始受到影响，并最终被整合到动脉瘤颈。对于侧壁动脉瘤，下一个阶段将参与整个源动脉轮廓的形成。

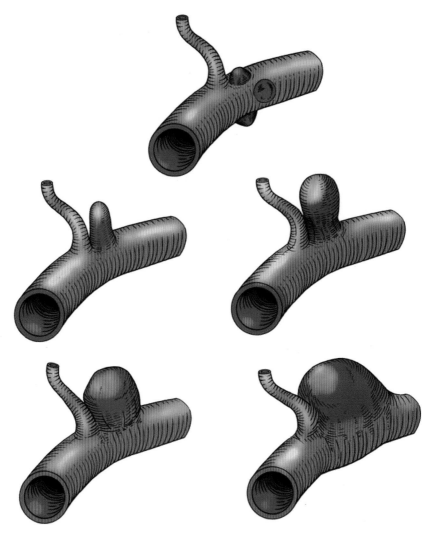

图 2.12　侧支相关的动脉瘤。在不同时期动脉瘤瘤颈形状：在动脉瘤发展的初始阶段，无论脉壁还是分叉部的形状都不会受到影响。随着动脉瘤进一步的增长，侧支的起始部位开始受到影响，并最终被整合到动脉瘤颈。对于侧壁动脉瘤，下个阶段将参与整个源动脉轮廓的形成。

　　典型的分叉部位的动脉瘤在后续的发展过程中是具有可比性的（图 2.13）。唯一的区别在于两个分支的介入几乎同时发生。在最后阶段，两个分支似乎从动脉瘤颈发起，而后输入端动脉变得扩张。

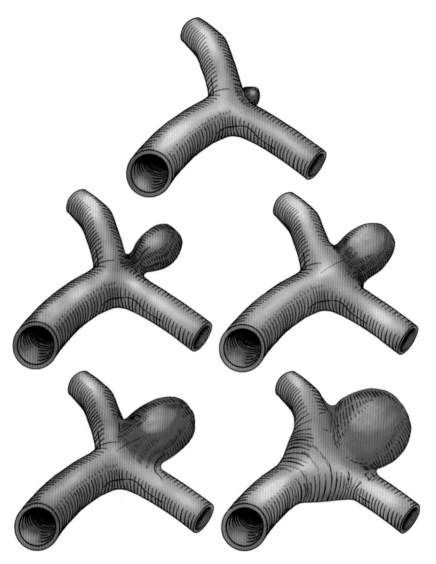

图 2.13　不同阶段的终端动脉瘤。最开始,无论是周围的动脉壁还是分叉部的形状都不会受到影响,在最后阶段,形成动脉瘤颈的侧支起始部位和输入动脉端开始扩张。

2.5   动脉瘤的大小

一般来说，我们把动脉瘤按照大小分成小(<1cm)、大(1~2.5cm)以及巨大(>2.5cm)三种类型(图2.14)。一般的原则是大的动脉瘤有更宽的瘤颈,瘤颈部分支的融入也较多,但并不都是这种情况。巨大动脉瘤中偶尔被发现具有较小的瘤颈，这一问题可以用动脉瘤的生长并不是从整个的瘤壁同时进行来解释。一些动脉瘤可能会更多地在颈部生长,另一些更多地在圆顶部生长。

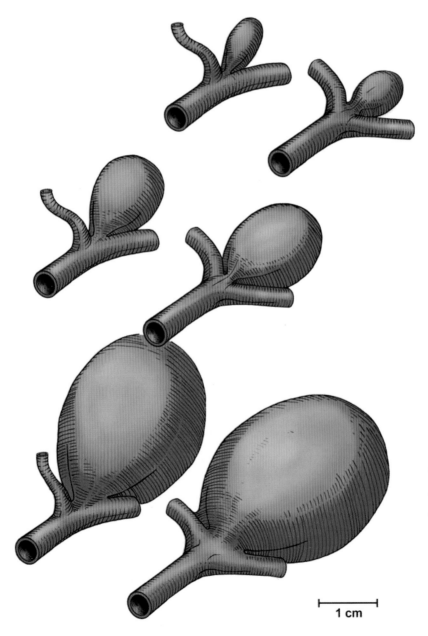

1 cm

图2.14   动脉瘤的大小：我们把动脉瘤以大小分成小(<1cm)、大(1~2.5cm)以及巨大(>2.5cm)的三种类型。一般的原则是大的动脉瘤有更宽的瘤颈,但是巨大动脉瘤中如果其生长主要位于瘤顶部,那么它就具有较小的瘤颈。

2.6　动脉瘤的轮廓

动脉瘤有不同的形状。有些是圆的,有些是梨形。有些具有比较小的颈部,而有些则颈部较大。一些动脉瘤具有光滑的表面,但有一些动脉瘤上面又有一小的动脉瘤(图 2.15)。某种程度上形状已被认为是造成动脉瘤破裂的危险因素之一,如子代动脉瘤或纵横比,也就是动脉瘤的高度和瘤颈的宽度[12]之间的关系。

Ujiie 等[12]发现,破裂动脉瘤和未破裂动脉瘤的纵横比有显著不同:几乎 80%的破裂动脉瘤显示这一比值大于 1.6 的纵横比,而近 90%的未破裂动脉瘤具有小于 1.6 的纵横比。作者总结认为,这些偶然发现的动脉瘤的纵横比,应该被考虑为后来动脉瘤破裂的危险因素,因此,在拟定治疗方案时,也是要综合考虑的。但这个结论一定会受到质疑。对于破裂和未破裂动脉瘤纵横比的不同的另一种解释是,纵横比的增加与破裂的过程是相关的,动脉瘤纵横比增加体式动脉瘤体积膨胀到极限,最后出现破裂。这里要解决的难度,也适用于通过比较这两组来预测未破裂和破裂动脉瘤的潜在危险因素。对大型前瞻性的研究将大小作为未破裂颅内动脉瘤确切的和重要的危险因素[13,14]。在日本,未破裂颅内动脉瘤研究(UCAS 日本)[14]提供了具有子瘤的动脉瘤更容易破裂的证明(危险比,1.63;95%CI,1.08~2.48)。

特定部位动脉瘤破裂风险的差异也是值得关注的。最近日本科学家通过 UCAS 试验明确证实[14]:前交通动脉瘤、后交通动脉瘤和基底顶端动脉瘤很明显地比大脑中动脉瘤具有更高的风险,而椎动脉瘤具有较低的风险。

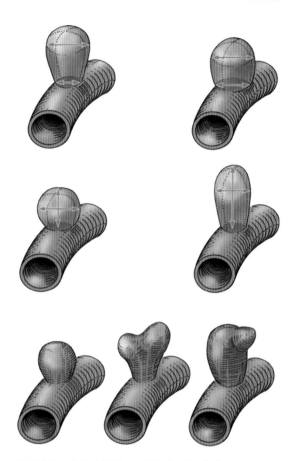

图 2.15　动脉瘤轮廓。宽颈与窄颈部动脉瘤的纵横比有显著不同,颈部到圆顶的比率将窄颈和宽颈动脉瘤区分开。颈部的相对宽度对于血管内栓塞和显微手术夹闭也都是很重要的。破裂动脉瘤和未破裂动脉瘤的纵横比有显著不同:几乎 80%的破裂动脉瘤显示出大于 1.6 的纵横比,而近 90%的未破裂动脉瘤具有小于 1.6 的纵横比。随着动脉瘤的扩张形成,不规则的表面和子动脉瘤同时也在发展,其对于发生动脉瘤的破裂也是重要的危险因素。

瘤颈到瘤顶的比率是另一个与动脉瘤形状定义有关的数据。它被定义为瘤颈直径和瘤顶部之间的关系。换句话说,瘤颈到瘤顶的比率将窄颈和宽颈动脉瘤区分开。颈部的相对宽度对于血管内栓塞显然是重要的,某种程度上它对显微手术夹闭也是同样重要的。

2.7　非囊性和复杂动脉瘤

到目前为止,所描述的原则与典型的囊状动脉瘤有关。少数颅内动脉瘤来自其他根源:长段动脉膨胀和梭形动脉瘤都与动脉血管病变和结缔组织疾病有关;夹层动脉瘤与内膜断裂(图 2.16)有关。此外,典型的囊状动脉瘤可向宽的基底部发展,几乎呈梭形生长。目前从更多临床观点来看,所有这些非典型的动脉瘤构造方式都归纳为复杂动脉瘤。复杂颅内动脉瘤包括那些归类为巨大的动脉瘤和那些位于技术上难以接近的大脑区域或同时涉及动脉主干几个侧支和(或)具有复杂瘤壁的动脉瘤。

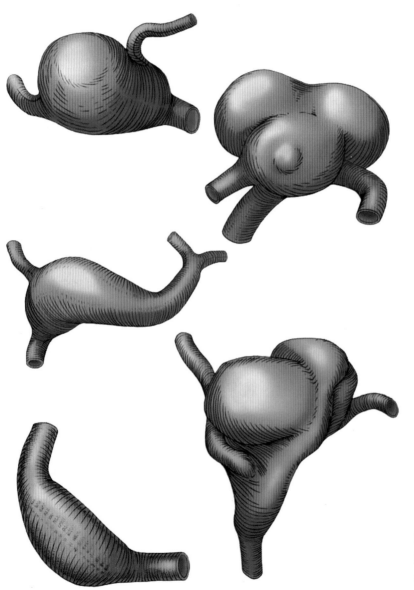

图 2.16　形状各异的复杂动脉瘤:巨大的、囊性的、长矩形的、梭形的以及夹层动脉瘤。

参考文献

1. Sahs AL, Perret GF, Locksley HB, Nishioka H. Intracranial aneurysm and subarachnoid hemorrhage. Report of the Cooperative Study. Philadelphia: JB Lippincott; 1969.
2. Yasargil MG. Microneurosurgery, vol. 1. Stuttgart: Thieme; 1984.
3. Suzuki M, Fujisawa H, Ishihara H, Yoneda H, Kato S, Ogawa A. Side selection of pterional approach for anterior communicating artery aneurysms–surgical anatomy and strategy. Acta Neurochir (Wien). 2008;150:31–9; discussion 39.
4. Huber P, Braun J, Hirschmann D, Agyeman JF. Incidence of berry aneurysms of the unpaired pericallosal artery: angiographic study. Neuroradiology. 1980;19:143–7.
5. Kirgis HD, Fisher WL, Llewellyn RC, Peebles EM. Aneurysms of the anterior communicating artery and gross anomalies of the circle of Willis. J Neurosurg. 1966;25:73–8.
6. Kayembe KN, Sasahara M, Hazama F. Cerebral aneurysms and variations in the circle of Willis. Stroke. 1984;15:846–50.
7. Matsuda M, Handa J, Saito A, Matsuda I, Kamijyo Y. Ruptured cerebral aneurysms associated with arterial occlusion. Surg Neurol. 1983;20:4–12.
8. Hodgson TJ, Zaman SM, Cooper JR, Forster DM. Proximal aneurysms in association with arteriovenous malformations: do they resolve following obliteration of the malformation with stereotactic radiosurgery? Br J Neurosurg. 1998;12:434–7.
9. Meisel HJ, Mansmann U, Alvarez H, Rodesch G, Brock M, Lasjaunias P. Cerebral arteriovenous malformations and associated aneurysms: analysis of 305 cases from a series of 662 patients. Neurosurgery. 2000;46:793–800; discussion 800–2.
10. Steiger HJ. Pathophysiology of development and rupture of cerebral aneurysms. Acta Neurochir Suppl (Wien). 1990;48:1–57.
11. Steiger HJ, Aaslid R, Keller S, Reulen HJ. Strength, elasticity and viscoelastic properties of cerebral aneurysms. Heart Vessels. 1989;5:41–6.
12. Ujiie H, Tachibana H, Hiramatsu O, Hazel AL, Matsumoto T, Ogasawara Y, et al. Effects of size and shape (aspect ratio) on the hemodynamics of saccular aneurysms: a possible index for surgical treatment of intracranial aneurysms. Neurosurgery. 1999;45:119–29; discussion 129–30.
13. Wiebers DO, Whisnant JP, Huston 3rd J, Meissner I, Brown Jr RD, Piepgras DG, et al.; International Study of Unruptured Intracranial Aneurysms Investigators. Unruptured intracranial aneurysms: natural history, clinical outcome, and risks of surgical and endovascular treatment. Lancet. 2003;362:103–10.
14. UCAS Japan Investigators, Morita A, Kirino T, Hashi K, Aoki N, Fukuhara S, et al. The natural course of unruptured cerebral aneurysms in a Japanese cohort. N Engl J Med. 2012;366:2474–82.

第 3 章

蛛网膜下隙出血患者的围术期管理

3.1 住院指南

对于蛛网膜下隙出血(SAH)的患者,一定要有效地安排好神经外科中心的转移以及术前诊断,但不得匆忙行事。该中心最好能容纳所有疑似或确诊的蛛网膜下隙出血患者,不得延误时间。不建议在没有动脉瘤手术资质的基层医院就开始进行治疗及血管造影检查。当然,这项总的原则还要在某种程度上根据当地实际情况进行调整。占位性颅内出血患者进入急症室需要进行紧急处理。这同样适用于合并脑室出血和(或)早期脑积水的SAH患者。所有病情危重的患者都要转运到治疗中心,因为早期恢复脑血流灌注和改善颅内压对痊愈至关重要。

另一方面,我们并不建议将轻度患者仓促转移到急救中心。众所周知,大约10%的患者在发病当天有再出血的风险。我们也知道,

在蛛网膜下隙出血后的最初6小时内行血管造影检查会有高达20%的患者并发再出血。因此,在SAH发病早期,通过镇痛、适度镇静及血压控制使患者稳定是十分重要的。转诊及血管造影应安排在发病的12小时后进行。

3.2 早期评估

3.2.1 临床检查

我们推荐使用世界神经外科学会联合会(WFNS)评分量表(表3.1),其依据格拉斯哥昏迷量表(GCS)来评估患者的最初临床状态(即患者的意识状态和局灶性神经缺损)[1]。当天的WFNS评分并不是静止不变的,它会受到许多因素的影响。大约有一半的蛛网膜下隙出血患者伴有昏迷症状,这类患者中大约有一半的昏迷是一过性的,取决于评估时间,

表 3.1　WFNS 评分量表

	GCS	局灶性神经缺损 [a]
Ⅰ级	15	否
Ⅱ级	13~14	否
Ⅲ级	13~14	是
Ⅳ级	7~12	是或否
Ⅴ级	3~6	是或否

GCS 格拉斯哥昏迷量表；WFNS 世界神经外科学会联合会。

[a] 失语症和(或)轻偏瘫。

表 3.2　依据 CT 改良的 Fisher 分级

Fisher 分级	CT 表现
0	未见出血
1	局灶性薄的出血膜
2	弥散性薄层 SAH(<1mm)
3	脑池填塞(>1mm,局灶性或弥散性)
4	脑室或脑室质内出血,有或没有SAH

20 世纪 70 年代末期的原始量表不能反映目前的 CT 分辨率。

CT:计算机断层扫描；SAH:蛛网膜下隙出血。

这些短暂的反应并不能充分反映 SAH 对患者的影响。早期脑积水也可导致前几个小时或前几天内继发性明显的神经功能衰退。因此，进行预后测评时必经评估 WFNS 评分控制大的变化过程。

全面的临床评估必须包括其他一些内科危险因素,这些因素同样也会影响预后。对动脉瘤患者特别不利的预后因素包括高血压、糖尿病、冠心病、口服抗凝剂或高龄。

3.2.2　CT 检查

为了定位及评估出血程度 (Fisher 评分,表3.2),早期的辅助检查应该包括标准的实验室血液检查及颅脑 CT 检查(CCT)[2]。4~5 天后,基底池的血液浓度变得均等,大约50%的病例已不能用 CCT 检查 SAH。这些患者需要进行腰椎穿刺来检测黄色脑脊液(CSF)。患者出血 4 周后,仍能在 CSF 中发现 SAH 的迹象。

如果在最初 CT 扫描后患者出现神经功能恶化,必须进行复查,以排除动脉瘤再破裂或脑积水。

3.2.3　脑灌注监测

我们建议采用经颅多普勒超声(TCD)及我们习惯性行 CT 灌注成像灌注 CT (pCT)对脑灌注及血管痉挛进行基础评估及监测。这两种方法是半定量方法,其敏感性和特异性均较低。为了最大限度发挥 TCD 的作用,必须全面检查脑动脉以及高颈段颈内动脉(ICA),以便正确评估脑半球的整体并确定其 Lindegarrd 指数[大脑中动脉的血流速度(vMCA)除以同侧 ICA 的血流速度(vICA)][3]。Lindegarrd 指数大于 3 提示血管痉挛。第一周每天要进行一次 TCD,其后视病情而定。因为有造影剂及射线暴露的问题,CT 灌注成像检查不要每天都进行。在最初的 10 天期间,我们建议例行基线检查及 1~2 次随访检查。对于继发神经功能恶化的患者,必须进行其他检查。

3.2.4　血管造影检查

生命体征基本稳定的患者应在入院后 24 小时内接受全脑血管造影检查,但应避免在初发后的最初 6 小时内进行检查,否则会增加动脉瘤再破裂风险[4]。我们不建议在夜间对晚上入院的稳定患者进行血管造影检查。对这类患者,CTA 血管造影是更合适的检查方法。

3.2.5 特殊病例

对于颅内大出血且即将形成小脑幕裂孔疝的危重患者不要立即进行全脑血管造影。我们建议对这类患者先给予甘露醇 (1~2g/kg),并在 CT 检查后立即送往手术室,以便完成对比剂血管造影系列检查。占位性脑的大出血大多是由大脑中动脉瘤引起的, 少数是由前交通动脉瘤引起的。急性硬膜下血肿大多是由 ICA-后交通动脉瘤引起的。

对于 CT 发现脑室早期扩张的患者应注意观察其意识状态,进行个体化处理。如果患者出现昏迷或者意识障碍逐步加重, 应在血管造影检查前先进行脑室外引流术。

3.3 治疗方式及动脉瘤切除时机的选择

血管造影检查后, 神经外科医生要与血管内介入科医生共同协商, 制订出最佳的动脉瘤治疗方案。讨论的内容通常应包括动脉瘤出血的原因和特殊性 (即是需要手术清除血肿还是进行减压)以及治疗能力,例如血管内和神经外科手术能力。会诊后通常要给患者提出明确的建议治疗方案, 但通常产生错觉。以为此时仍躺在血管造影床上的患者,正处于进行被告知手术方案的体位。

如果计划行血管内治疗, 在做出决定之后患者马上就会接受治疗。对于那些适合行显微手术夹闭的 WFNS Ⅰ~Ⅲ级患者,应在发生出血或入院后 24 小时内及时转运到手术室进行治疗。

WFNS 评分Ⅳ~Ⅴ级的没有占位性血肿的患者, 要在血管造影检查之前进行脑室外引流术, 如果条件允许也可行血管的治疗。如果颅内压力稳定,也可 24 小时内进行血管造影检查及介入治疗 (如果不可能, 可行夹闭术)。如果显示早期记录的颅内压在持续升高 [≥30mmHg(1mmHg 约 0.133kPa)],则提示预后不佳, 不建议继续进行血管造影检查及动脉瘤处理[5]。

3.4 患者初期管理 (动脉瘤处理前)

3.4.1 一般处理

入院后的首要任务是避免动脉瘤再次破裂。WFNS 评分Ⅱ级或更高的患者最好在 ICU 进行监护, 而评分Ⅰ级的患者可以在安静的普通病房进行治疗。

缓解压力比记录生命体征和检查功能更重要。缓解压力包括适当的卧床休息。能到卫生间比不去卫生间更能缓解压力。探视人员应仅限于家庭成员。建议不要抽烟、看电视以及使用电话和电脑。

应预防性对乙酰氨基酚或其他口服药物缓解头痛,适度镇静及软化粪便。应避免应用注射药物。

对于病情不稳定、昏迷或不配合的患者，在进行血管造影检查之前必须进行中心静脉置管。否则，可以在手术或介入治疗诱导麻醉的同时置入中央静脉导管。

入院后为了转运及治疗已行气管插管的患者，在破裂动脉瘤处理妥当之前，不得拔除气管插管。

经口或静脉补液量应控制在3000mL/d。

我们建议应用糖皮质激素（例如，地塞米松1天3次，每次4mg，口服或静脉注射），不过对其效果仍存在争议。虽然有参考其对血管痉挛和脑水肿的预防作用还没有得到证实，但是我们相信它在SAH发病后第一周期间可明显缓解脑膜刺激和头痛症状。

应预防性使用抗胃酸药，如雷尼替丁。但是需注意氯吡格雷与奥美拉唑及类似药物的相互作用。有报道称，奥美拉唑可能导致氯吡格雷失效。

现已证实，尼莫地平可以有效预防和治疗脑血管痉挛的临床后治疗[6,7]。建议低级别患者一天口服6次尼莫地平，每次60mg。对于意识障碍患者必须静脉给药。12小时后将剂量逐渐增加至2mg/h。对于体重<60kg的患者或者继发动脉低血压（收缩压<110mmHg）的患者，应减少剂量。

3.4.2　镇静及镇痛治疗

强效镇静剂和镇痛剂，特别是静脉给药，要在监护下给药。

所给药剂量仅作为参照指南。在ICU中，可以按照当地标准给予适量镇静和镇痛药。（例如芬太尼或舒芬太尼）。

头痛的治疗应先于镇静治疗。我们建议应用对乙酰氨基酚，最大剂量为一天6次，一次500mg，口服吗啡（一天2~6次，一次10~30mg）可作为二线用药。

患者应处于可唤醒及能应答状态。口服安定通常能取得不错的效果，剂量可达一天3次，一次5~10mg。也可以缓慢静脉输注（每天最多3次，每次2~5mg）。因其半衰期较长（20~40h）难以监控，用药后要注意监测效果。特别是老年患者，其副作用包括呼吸抑制、低血压和反常反应。

对于年轻患者，也可口服或静脉输注氯氮䓬，一天3次，一次5~10mg，可替代苯二氮䓬类药物。对于老年患者（特别是高血压患者），可乐定是合适的替代药物（其最大口服或静脉输注剂量为一天4次，一次0.15mg）。

3.4.3　血压控制

在处理动脉瘤之前，必须用药物控制动脉性高血压，对于先前无高血压的患者收缩压应小于140mmHg，既往有高血压的患者收缩压应小于160mmHg。第一步应确保有效的镇痛及镇静治疗并将静脉输注的尼莫地平增加到3mg/h。进一步降到治疗可以口服硝苯地平（一天3~4次，每次20mg）或者口服或静脉输注乌拉地尔或可乐定。

早期阶段还应避免发生低血压。对于动脉收缩压小于100mmHg的普通患者或收缩压小于120mmHg的高血压患者，静脉输液速度应达到 150mL/h，静脉输注尼莫地平剂量应降至 1~1.5mg/h。

也可应用胶体液如羟乙基淀粉，来提高血浆量，不过对脑体的输注部位，仍有争议[8]，影响收缩力药物，如肾上腺素或去甲肾上腺素，只有在 ICU 的特殊患者才能给予，而对未手术的动脉瘤患者应用则必须考虑其危险性。

3.5 术前措施

为了进行动脉瘤显微手术，对于近期 SAH 而无占位性出血的患者，如果未先行脑室钻孔引流，应在麻醉之后行腰大池引流。在开颅及打开硬膜之后，释放 50~100mL 脑脊液。

在固定 Mayfield 头架之前应保持有效的麻醉深度。我们建议在 SAH 后早期手术时应用甘露醇（剂量为 1.0g/kg），对于老年患者应减小剂量或者不使用。

3.6 术后管理

3.6.1 药物及输液治疗

充足的补液量（至少 3 L/d）对于最佳脑灌注是至关重要的。口服摄入时必须补充电解液或胶状液，但目前针对胶状液补充的利弊仍存在争议。

另外我们建议使用低分子肝素行预防血栓治疗，常规剂量为每天 20mg，体重>70kg 或高危患者（卧床及轻偏瘫患者）为每天 40mg。

地塞米松在第一周内一天 3 次，一次

4mg，第一周后停用。尼莫地平应至少使用一周，然后逐渐减量，待血管痉挛状况缓解后停药。对于有血管痉挛体征的患者，在此期间应持续使用尼莫地平，但最长 3 周。如果超声检查提示血管痉挛或 PCT 提示平均通过时间（MTT）超过 4 秒，在大脑中动脉血流速度低于 120cm/s 以及 MTT 低于 4 秒之前，应持续静脉输注尼莫地平。如果 SAH 后 3 周，TCD 值仍超过 120cm/s，停药不会有风险。目前认为，这种血管痉挛不具有危险性，并在 1~2 个月后将会消退。

有文献表明，尼莫地平对治疗蛛网膜下隙出血有效，口服每天 6 次，每次 60mg[9,10]。有关静脉输注尼莫地平的资料尚证据不足，部分原因是研究质量欠佳。也可能是对血压的负面影响在某种程度上抵消了其正面效果。不过，与口服给药相比静脉用药有许多优点，特别是在围术期及危重患者。在 SAH 患者早期，我们建议静脉使用尼莫地平，但必须控制好动脉血压。初始 6 小时的剂量为 1.0mg/h，随后逐渐增加至 2mg/h 的标准剂量。如果应用标准剂量时发生低血压（收缩压<110mmHg）者，应将剂量减至 1 或 1.5mg/h。对于体重<60kg 的患者也需要减量。

尼莫地平有时会导致肝脏和（或）胰腺损害，因此，至少每周监测一次酶的变化。

虽然我们不建议夹闭或栓塞术后进行预防性高血压治疗，但是保持较高的正常血压对于降低局部缺血风险至关重要。对于血压正常的患者（平均动脉压>80mmHg）我们建议将其缩压保持在 120mmHg 以上，对于高血压患者（平均动脉压>90mmHg）应保持在 130mmHg。在术后早期高血压患者应停用从家里带来的降压药。

对于有症状的血管痉挛，诱导性升压是基本治疗方法。在这个阶段必须应用增强血管收缩的药物，使收缩压达到 200mmHg。

3.6.2　术后检查

我们建议在术后期按照下面所列进行辅助检查：

- 第一周内每天进行一次颅内多普勒/颈部多普勒检查，另外对于迟发性神经功能缺损的病例也应如此。
- 术后第 1、3、7 天，进行血液、肾脏、胰腺、肝脏、凝血功能的检查。
- 术后以及继发局灶性神经功能缺损或意识水平上降，及时复查 CT。
- 术后第 1、3~4 和 9~11 天应进行 pCT 检查，以及迟发性神经缺损病例也应如此。
- 对照检查术后第 5 天和第 7 天的血管造影。如果术中或术后即刻已进行血管造影，此时不必再进行对照检查。

3.6.3　术后活动

术后若未发生血管痉挛，神经状态良好的患者，应尽早下床活动。

3.7　有症状血管痉挛的治疗

3.7.1　治疗原则

有临床症状的血管痉挛以及血管造影检查或超声检查证实的血管痉挛，应进行区分。

有临床症状的血管痉挛必须立即治疗，以免发生脑梗死。持续意识障碍、躁动、偏瘫或单瘫以及失语等症状，均为血管痉挛的症状，除非已确诊其他疾病。血管痉挛的早期症状常为隐匿性，可有头痛、意识模糊、昏睡或烦躁等表现。

与伴有症状的血管痉挛的危象相比，通过血管造影、TCD 或灌注 CT 检查发现的无症状性血管痉挛。仅需采取一些预防性措施(即监测及控制血压)。

3.7.2　诊断

TCD 流速大于 140cm/s 或 24 小时内增加超过 30cm/s 必然与血管痉挛有关。高颈段颈内动脉血流速度降低(正常值为 30~45cm/s)以及 Lindegarrd 指数增加到大于 3。

CT 灌注成像作为监测血管痉挛的辅助手段已逐渐得到认可。由于设备的限制及精准的安装程序，其指标参数仍不如 TCD 的标准化。MTT 似乎是反映血管痉挛时脑灌注的最敏感参数。MTT 大于 4 秒被认为是临界值。

CT 平扫检查仍是诊断血管痉挛的重要手段，以便排除继发性恶化的其他病因，例如，脑积水、肿胀、梗死、再出血及手术并发症。

最后，要进行血液实验室检查及血气分析，以排除电解质失衡，特别是低钠血症以及缺氧和高碳酸血症。

3.7.3　ICU 中有症状血管痉挛患者的治疗

"3H 疗法"(高血压、高血容量及血液稀释)。已被广泛认可为是治疗有症状血管痉挛的最有效方法[11]。血压是其相关指标,而扩大血容量只被看作是诱发高血压的一种方法[12]。应根据血管痉挛的严重程度（但是还需考虑患者的年龄及心肺状况）,将收缩压控制在150~220mmHg之间。作为一项原则,TCD最大流速(cm/s)是收缩压最好的初始目标值。还应检查血液稀释值。已被广泛认可的是,100g/L左右的血红蛋白(血细胞比容30%~35%)是关于血黏度和血红蛋白携氧能力的合理折中值。保持高血容量的目的是维持中心静脉压在6~10mmHg。通过输注胶体(主要是HES)使血浆增容。目前发表的文献表明,HES在其他应用中有负面作用,所以其在治疗血管痉挛中的作用尚需进一步论证[8]。血液稀释对TCD及pCT的影响常被忽视。在生理状态下,灌注应根据血氧运送能力来调整。在血细胞比容的正常范围内,在评判TCD及pCT时可以不考虑小的波动。与此相反,对于大的波动,例如血红蛋白每100mL从14g降至10g,则必须考虑加以补偿。此时,TCD的速率会增加大约30%,pCT的CBF参数也会如此。相应的MTT会有30%的下降。

为使高血压达到预期水平通常必须加用儿茶酚胺。因此3H疗法需要相应监测血压以及心血管参数,所以必须将患者转移到ICU或特护病房。

辅助救治措施包括严格卧床休息。我们建议头抬高10°~30°。

必须监测血氧饱和度。若意识水平正常,建议及早插管及通气(使通气正常)。

应及早考虑安装脑室外引流改善脑灌注压,尤其是怀疑颅内压增高时。应通过脑室外引流及镇静将颅内压降到10~15mmHg。在不影响血压的前提下,可以将尼莫地平静脉给药量增加至2.5~3mg/h。

对皮质类固醇在治疗血管痉挛方面的作用仍存在争议。目前尚无足够的证据支持将其用于治疗血管痉挛。如前文所述,我们在SAH的早期治疗中添加了地塞米松以降低脑膜刺激。曾使用氢化可的松或盐皮质激素来增加血浆量,但其治疗仍未得到可靠证实[13]。

如若上述方法效果欠佳,即在"3H疗法"后迟发性神经功能缺损症状仍存在或加重,或者pCT提示局部灌注欠佳且MTT超过4秒,可考虑行球囊扩张血管成形术和动脉内应用尼莫地平。我们建议对近端和节段性血管痉挛首选球囊血管成形术,对弥漫性和远端血管痉挛首选尼莫地平灌注。

并没有说"3H疗法"不能用于破裂动脉瘤未经处理的患者。因为大多数已破裂的动脉瘤多发于早期,这个时期患者很少出现症状性血管痉挛。

更棘手的问题是,只对多发动脉瘤患者的部分动脉瘤（包括破裂的动脉瘤）进行处理,对这类患者还应做些什么。这种情况下我们建议不使用"3H疗法",因为还有未处理的伴发动脉瘤。这类患者的血压控制目标与已行手术治疗的动脉瘤单发患者相同。这种方法存在风险,但是血压未达到目标值的患者同样会导致灾难性的后果。

3.7.4 脑积水的治疗

大约有25%蛛网膜下隙出血的患者最后需要行脑室腹腔分流手术。重症患者（初始

WNFS 评分≤12 分)进行分流的危险性大于轻症患者。在评分较好的患者中,明显的蛛网膜下隙出血是后期行脑室腹腔分流术的决定因素。高龄也是需要行分流的高危因素[14]。通过纤维蛋白溶解或手术清除来清除心室内或蛛网膜下血液均不能有效降低分流术相关的风险。

根据我们的经验,对于评级差的所有患者入院后即行脑室外引流术。在渡过急性期之后,通常是脑血管痉挛高峰期过后第二周,外引流量会减少。如果外引流未结束,则应立即行脑室分流。即使初始减少外引流成功而且可以拔除脑室外引流,仍需行 CT 检查密切监测脑室系统情况。如果发现脑室扩大,即使患者意识状态较好,也不得延期行脑室分流。

对于 WFNS Ⅰ~Ⅱ级患者,若 CT 发现进展性脑积水仍推荐早期手术。临床经验表明,SAH 后的脑室扩大是不可逆的,延期手术会延长恢复时间。

对于蛛网膜下隙出血伴有积水的患者,推荐使用恒定压力分流装置。蛛网膜下隙出血数周或数月后因脑积水再次入院患者除外。这类患者表现为正常压力脑积水的特征,使用可调压力分流装置可取得更好的效果。

3.8　血管造影未明确出血源的蛛网膜下隙出血患者的治疗

血管造影阴性的蛛网膜下隙出血患者通常预后良好。通常很少发生血管痉挛和脑积水。我们建议在第一周就可以慢慢下床活动。除了针对头痛的治疗以外,我们建议口服一周尼莫地平(6×60mg/d),随后停药。第一周建议持续性行 TCD 检查,因为偶尔会发生血管痉挛,尽管很罕见。

对比血管造影仅用对于一些异常病例,例如,第一次检查发现实质性缺损,蛛网膜下隙出血量特大或多个动脉段。疱状动脉瘤和夹层动脉瘤行血管造影检查较难以发现,但是其形态容易发生变化,所以在后期复查中多能发现。

参考文献

1. Teasdale GM, Drake CG, Hunt W, Kassell N, Sano K, Pertuiset B, et al. A universal subarachnoid hemorrhage scale: report of a committee of the World Federation of Neurosurgical Societies. J Neurol Neurosurg Psychiatry. 1988;51:1457.
2. Kistler JP, Crowell RM, Davis KR, Heros R, Ojemann RG, Zervas T, et al. The relation of cerebral vasospasm to the extent and location of subarachnoid blood visualized by CT scan: a prospective study. Neurology. 1983;33:424–36.
3. Lindegaard KF, Nornes H, Bakke SJ, Sorteberg W, Nakstad P. Cerebral vasospasm diagnosis by means of angiography and blood velocity measurements. Acta Neurochir (Wien). 1989;100:12–24.
4. Kusumi M, Yamada M, Kitahara T, Endo M, Kan S, Iida H, et al. Rerupture of cerebral aneurysms during angiography–a retrospective study of 13 patients with subarachnoid hemorrhage. Acta Neurochir (Wien). 2005;147:831–7.
5. Bailes JE, Spetzler RF, Hadley MN, Baldwin HZ. Management morbidity and mortality of poor-grade aneurysm patients. J Neurosurg. 1990;72: 559–66.
6. Connolly Jr ES, Rabinstein AA, Carhuapoma JR, Derdeyn CP, Dion J, Higashida RT, et al. Guidelines for the management of aneurysmal subarachnoid hemorrhage: a guideline for healthcare professionals from the American Heart Association/American Stroke Association. Stroke. 2012;43:1711–37.
7. Diringer MN, Bleck TP, Claude Hemphill 3rd J, Menon D, Shutter L, Vespa P, et al. Critical care management of patients following aneurysmal subarachnoid hemorrhage: recommendations from the Neurocritical Care Society's Multidisciplinary Consensus Conference. Neurocrit Care. 2011;15: 211–40.

8. Khan SA, Adogwa O, Gan TJ, Null UT, Verla T, Gokhale S, et al. Effect of 6 % hydroxyethyl starch 130/0.4 in 0.9 % sodium chloride (Voluven®) on complications after subarachnoid hemorrhage: a retrospective analysis. Springerplus. 2013;2:314.

9. Dorhout Mees SM, Rinkel GJ, Feigin VL, Algra A, van den Bergh WM, Vermeulen M, et al. Calcium antagonists for aneurysmal subarachnoid haemorrhage. Cochrane Database Syst Rev. 2007;(3): CD000277.

10. Feigin VL, Anderson N, Rinkel GJ, Algra A, van Gijn J, Bennett DA. Corticosteroids for aneurysmal subarachnoid haemorrhage and primary intracerebral haemorrhage. Cochrane Database Syst Rev. 2005;(3): CD004583.

11. Meyer R, Deem S, Yanez ND, Souter M, Lam A, Treggiari MM. Current practices of triple-H prophylaxis and therapy in patients with subarachnoid hemorrhage. Neurocrit Care. 2011;14:24–36.

12. Raabe A, Beck J, Keller M, Vatter H, Zimmermann M, Seifert V. Relative importance of hypertension compared with hypervolemia for increasing cerebral oxygenation in patients with cerebral vasospasm after subarachnoid hemorrhage. J Neurosurg. 2005;103: 974–81.

13. Gomis P, Graftieaux JP, Sercombe R, Hettler D, Scherpereel B, Rousseaux P. Randomized, double-blind, placebo-controlled, pilot trial of high-dose methylprednisolone in aneurysmal subarachnoid hemorrhage. J Neurosurg. 2010;112:681–8.

14. Woernle CM, Winkler KM, Burkhardt JK, Haile SR, Bellut D, Neidert MC, et al. Hydrocephalus in 389 patients with aneurysm-associated subarachnoid hemorrhage. J Clin Neurosci. 2013;20:824–6.

第 **4** 章

手术入路

4.1　基本原理和操作方法

4.1.1　手术入路

近数十年来，关于手术入路和辅助措施（即成像和计划设施以及神经电生理监测等）已经有了显著的变化。自 20 世纪 60 年代至 70 年代对其做了规范描述之后，三十余年来，翼点入路已成为处理大多数前循环动脉瘤的标准入路[1]。这是一个比以前额颞部大骨瓣开颅术更精确和切口更小的手术入路。翼点入路开颅术的成功离不开同时应用的手术显微镜。

但是，由于微创手术所要找的血管内介入技术的出现，患者已不再接受传统的"大"切口手术，而首选微创手术。进一步缩小骨窗只能放弃对主要前循环动脉瘤行开颅术的概念才能成为可能。小切口开颅术必须选择最佳位置，其中心必须正对着动脉瘤的颈部。此外，此入路还必须能安全地控制住载瘤动脉。微创入路不应过分狭小使得操作受限。此外，动脉瘤在手术中破裂也是不可避免的。通过减少对载瘤动脉的控制，限制穿支的显露以及在手术中限制自由度，来尽量减小开颅术范围，以利于手术安全。我们必须牢记这个潜在矛盾，手术过程中必须将安全放在首位。根据我们的经验，虽然小骨窗手术可以被用于部分确定的未破裂动脉瘤，但直径小于 4cm 的切口对于一般手术操作过于狭窄。

在手术之前，应制订开颅手术的总体规划并确定动脉瘤的入路，以确定通向动脉瘤的最直接路径，从而减小对脑组织的牵拉和显微手术的剥离。根据我们的经验，一定要区别处理可通过颅底入路操作的动脉瘤（如颈动脉的动脉瘤）和可通过大脑半球入路操作的动脉瘤（如大脑中动脉和胼胝体周围动脉瘤）。由于有足够多的解剖标志很容易确定通过颅底附近的入路可达到的动脉瘤的开颅术的精确方位，而大脑半球入路最好借助导航手控进行操作。

我们用四种不同的开颅术处理前循环动脉瘤(图4.1):眶上开颅术用于处理前交通动脉瘤,翼点开颅术用于处理颈内动脉瘤,外侧裂开颅术用于处理大脑中动脉瘤,大脑半球间开颅术用于处理大脑前动脉远端动脉瘤(即起源于胼胝体额上回动脉瘤)。对于可通过显微手术处理的后循环动脉瘤[即椎动脉–小脑后下动脉(PICA)动脉瘤和小脑外周动脉瘤],可采用髁旁开颅术或旁正中开颅术。

4.1.2　脑脊液引流

应该尽量避免牵拉大脑。可以通过脑池、脑室或椎管引流脑脊液并在必要时应用甘露醇来达到减张大脑的目的。在蛛网膜下隙出血后的急性期进行动脉瘤手术,我们都采用椎管或脑室置管进行引流(图4.2)。对于世界神经外科学会联合会(WFNS)Ⅰ或Ⅱ级的轻度患者,首选腰椎穿刺置管引流;而对于WFNS分级Ⅲ或Ⅴ级的患者则首选脑室穿刺引流。对于

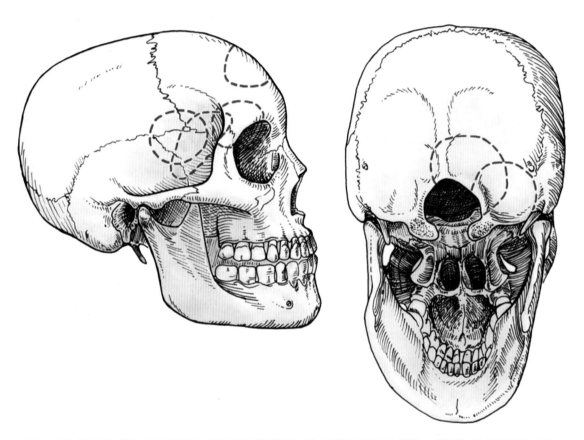

图 4.1　用于处理典型前循环动脉瘤的四种不同的开颅术:翼点开颅术用于处理颈内动脉瘤,外侧裂开颅术用于处理大脑中动脉瘤,眶上开颅术用于处理前交通动脉瘤,大脑半球间开颅术用于处理 A2–胼胝体额上回动脉瘤。用于后循环动脉瘤的两个入路:经髁旁入路用于处理椎动脉瘤,旁正中入路用于处理外周动脉瘤。

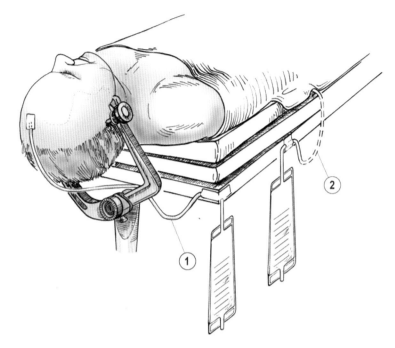

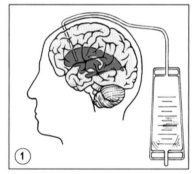

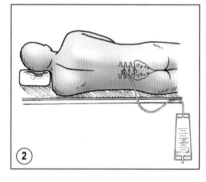

图 4.2 脑室①或腺大池②脑脊液(CSF)引流可用于所有动脉瘤破裂患者。

做脑室外引流的患者,入院后通常都经 Kocher 点的额骨钻孔插入脑室导管。为了防止紧张,这项操作是在全身麻醉下进行的,让患者保持深度镇静并进行气管插管,直到动脉瘤通过手术或者通过血管内栓塞处理完毕。

占位性血肿是个例外,对这些患者禁忌在开始时做脑室引流,因为这会延长手术时间并有再破裂的风险。在这种情况下快速开颅和清除血肿是降低颅内压最快、最有效的方法。

对于分级轻的患者,在进行动脉瘤手术全身麻醉诱导后插入腰椎穿刺置管,并在手术结束后将其移除。

4.1.3 术中监测

和脑肿瘤手术相比,动脉瘤手术通常不应用电生理监测和导航。原因是大多数动脉瘤手术并非是可做可不做的。电生理监测并不能防止所有缺血性并发症。例如,当损伤载瘤动脉或穿支动脉时, 监测发出的预警信号效果很小。另一方面,电生理监测可以识别偶然阻塞的动脉分支[2]。在这种情况下,调整动脉瘤夹的位置便可以解决,并可防止永久性伤害, 所以我们建议要尽可能运用电生理监测。

4.1.4　神经外科导航

关于导航的使用,目前仍不太清楚[3,4]。重要的是应用血管造影三维重建来选择手术入路和夹闭动脉瘤的方式。最好将三维重建影像转移,使其与术中视像相对应。由于小开颅术的自由度有限,因此必须做好手术计划。神经外科导航对前交通动脉和颈内动脉瘤手术几乎没有帮助,但它有助于处理位置可变的动脉瘤。导航对大脑中动脉瘤手术的好处很有限,但毫无疑问,对远端大脑前动脉(即胼胝体额上回动脉)的动脉瘤手术确实有关。对于外周血管的动脉瘤(即真菌性动脉瘤)应用导航显然是有利的。

4.1.5　体位

对手术体位需多加关注, 同时要关注手术入路的选择。要特别注意防止压力损伤和颅内静脉瘀血的一般原则,但也需要通过人体工程学优化体位,使外科医生能在自然姿势下进行手术操作。

4.2　前交通动脉瘤的眶上入路开颅术

近二十年来我们把眶上入路开颅术一直作为前交通动脉瘤的标准术式,寻找该入路更垂直进入方式,从而避免即脑组织的牵拉损伤[5,6]。现已证实,术式是安全有效的。

4.2.1　典型适应证

- 前交通动脉瘤
- A1 动脉瘤

4.2.2　解剖标志

- 额窦
- 颧骨
- 眼眶脊
- 额神经
- 眼眶顶
- 嗅球
- 大脑纵裂

4.2.3　体位和皮肤切口

在气管插管诱导麻醉之后, 对于所有分级较好的蛛网膜下隙出血患者应立即行椎管置管外引流;而对于 WFNS 分级IV级或V级的患者行脑室穿刺外引流。

患者取仰卧位,头向手术部位对侧旋转45°(图 4.3)。所有的前交通动脉瘤即从 A1 供血优势侧进入。A1 供血优势侧入颅使我们可

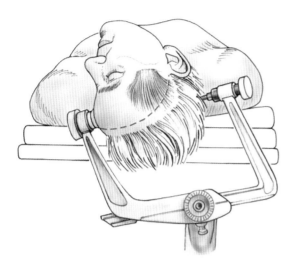

图 4.3　体位：头部旋转大约 45°，适度过伸。

以在最低限度解剖处理毗邻脑组织的情况下控制动脉瘤。初始旋转 45°只是一个平均值。有时手术中也要求更外侧或更前方视野。通过倾斜手术台可以在术中精细调整头部旋转度。患者的颈部适度过伸，从而在前颅窝的水平面和垂直平面之间形成 10°~20°角。这种体位可使眶额部皮质远离眼眶顶部，从而最大限度地减少大脑损伤。头部旋转 45°时，通常不必用缓冲垫来支撑同侧肩部。对于颈椎退行性病变和活动受限的某些患者，可能需要肩部支撑。

头固定在 Mayfield 头架上，头架应尽可能保持水平位。在调整和平衡手术显微镜的过程中，应该注意将物镜的中线设置在与垂线成 20°的角的位置。这个位置使得在眶上入路开颅术所需的整个活动范围内显微操作变得更加容易。

尽管可以选择做眉弓上切口，但我们推荐采用沿额颞部发际的皮缘做切口。皮肤切口开始于耳屏前 1cm 处，略高于颧弓。在仔细切开皮肤和帽状腱膜后，可见颞筋膜包裹的颞浅动脉。如有必要可将额叶或顶叶分支动脉分离，近心端使用小血管夹夹闭。头皮切口延长至额中线。

4.2.4　软组织剥离

轻缓抬起和翻转皮瓣。在颞筋膜和颞肌腱膜之间的分界面进行剥离。眼眶上脂肪垫必须和头皮瓣一起翻转，以防止损伤面神经的额支。将颞肌在眶缘上的前方附着和颞线的前面进行锐性切开。然后将颞肌与下方骨组剥离开并用帽状腱膜钩向后牵拉(图 4.4)。对于局限性开颅术，颞肌完全不必过多移动。然后用钝的骨膜剥离器从眶骨膜上剥离开颞肌的眶上和外侧缘。在这一阶段，要注意保护额神经，因为在这种开颅术中它将在内侧面环绕眼眶缘转动。有时可能需要将额神经从其走行的骨槽或骨道移开。

4.2.5　眶上入路开颅术

我们通过两个钻孔进行开颅手术。初始钻孔对应的位点在额颧骨的接合处，相当于翼点开颅术的关键孔位置。钻孔的方向朝向眼眶，使眼眶和前颅窝可以经过这一个骨孔打开(见图 4.4)。第二个骨孔位于眶上缘骨窗中间位置的上面。用钝头剥离器将硬脑膜与眼眶顶和凸面分开。然后用开颅器使两个钻孔沿着之前设计的开颅术轮廓连接（图 4.5）。用一把小骨锯切开侧面和上方眼眶缘。

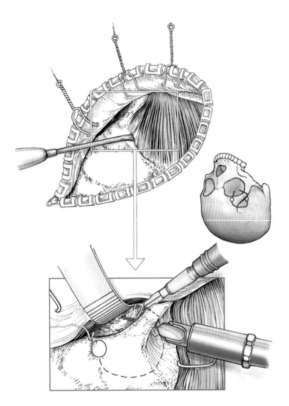

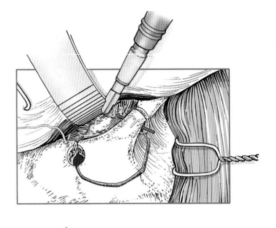

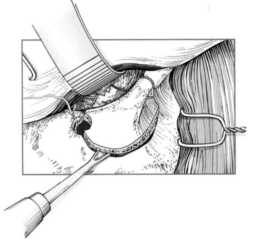

图 4.4 前部颞肌的剥离。通过两个钻孔行眶上入路开颅手术。外侧钻孔位于眶颞部相当于翼点开颅的关键孔位置。而眶上入路开颅术的钻孔轴线更指向眼眶,以使得将前颅窝和眼眶同时打开。

要用小舌板保护好硬脑膜和眶骨膜。向眶外侧缘切开颅骨并延伸到侧面的骨孔,在中间的骨孔部位,眼眶顶切割位置必须尽可能的低。用一个小钻孔器或者金刚石钻通过中间的骨孔打开中部眼眶顶的后方。在侧部的钻孔,使用一个小钻孔器将眼眶顶沿翼点切开3~4cm 的深度。然后抬高骨皮瓣,在内侧和外侧眼眶顶切口之间使眼眶顶折断。应该注意断裂的骨折线尽可能的远。我们不提倡在骨

图 4.5 使用开颅器通过额骨将两个钻孔连接。用小锯切割内侧和外侧眼眶缘。外侧骨向下切割一直延伸到外侧的骨孔。通过使用锯或钻孔器将眼眶顶的内侧和外侧切割开,然后抬高骨瓣,眼眶顶的骨折线尽可能对应眼眶的顶点。

瓣被翻转后用破坏骨头的方式切除残余眼眶顶。在这种情况下,眼眶顶必须用异物重建,以防止眼眶顶不稳定导致的眼球内陷或搏动性眼球突出。

4.2.6 硬脑膜的开放和入路

以弧线的形式硬脑膜瓣并翻向基底部。硬脑膜的切口不跨过大脑外侧裂。硬脑膜打开后，大约50~100mL的脑脊液通过椎管释放或脑室外引流排出。将额眶部的大脑皮质轻轻抬起。这时，可见大脑外侧裂的中间部分。沿着大脑外侧裂中间仔细分离到颈内动脉分叉(图4.6)。然后将大脑直回的后下方与视交叉分离，大脑前动脉A1段通常也在此时被控制。下一个关键步骤是分离纵裂组织。通过使用显微钩打开表面的蛛网膜层。更深层的半球内蛛网膜粘连通过类似于分离外侧裂的方法使用双极电凝逐渐分离。在这个阶段必须考虑动脉瘤瘤顶的大致投影。此时直回的后部已经完全分离并移动，从而接近A1-A2接合部和前交通动脉。通过使用小脑压板稳定显露。为了防止损伤额眶部皮层，在骨窗的外侧和内侧边缘用卷曲的脑棉片支持脑组织减轻额叶皮层的压力。有时动脉瘤基底部的投影在两边大脑半球间呈不对称分布，在这种情况下，一般要切除部分直回以便显露。然而，嗅神经束中间的直回要尽量减少切除。

4.2.7 关颅

标准的水密方式关闭硬脑膜。眶骨膜偶尔在眶骨顶切开时受损。为了防止眼眶脂肪突出，眶骨膜断裂应立即用缝合线修复缝合。眶上入路开颅时，如果打开了额窦开口，开口需取颞肌的肌肉移植物填塞，我们不建议用眶上开颅的带蒂的骨膜瓣，因为它有干扰眼睑和眉毛运动的风险。骨瓣重新复位，并通过钛夹加固。颞肌在颞肌线处重新附着，为此在骨瓣钻2个孔，肌肉用双3-0缝合线缝合。

4.2.8 缺点和并发症

- 硬脑膜和眶周的裂伤
- 额神经损伤
- 由于额窦堵塞不足和硬脑膜的关闭不彻底导致脑脊液漏
- 眼眶内容物的压力性损伤

4.3 前纵裂入路行胼胝体周动脉瘤手术

这个入路有两种不同的变异型，鼻上型和额上型。鼻上入路用于动脉瘤接近胼胝体膝部，而额上入路用于胼胝体上部[7]。与所有纵裂入路一样，必须避免进入期间脑组织的

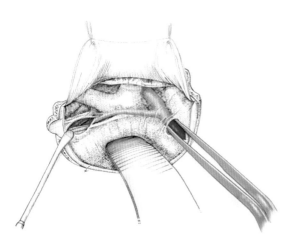

图4.6 打开硬脑膜，显露大脑外侧裂中央部分，同样显露视交叉上环池和纵裂。

牵拉损伤。因此，对所有类型的动脉瘤患者，我们都建议行腰大池或脑室脑脊液外引流，其中包括未破裂的颅内动脉瘤。

因为胼胝体周动脉瘤的位置相对多变，利用影像做神经导航是有利的，因此，对此类动脉瘤推荐使用神经导航。

大多数胼胝体周动脉瘤可以从任何一侧入路。我们建议在选择手术入路侧需要允许接近动脉瘤基底部和载瘤动脉，同时还要回避动脉瘤的瘤顶。脑出血的患者，我们建议选择接近出血部位同侧的入路。

4.3.1　典型适应证

- 胼胝体周动脉瘤
- 外周大脑前动脉瘤

4.3.2　解剖标志

- 额窦
- 冠状缝
- 上矢状窦
- 旁矢状面的桥静脉
- 大脑镰
- 扣带回
- 胼胝体周动脉
- 胼胝体额上回的动脉
- 筛骨鸡冠

4.3.3　体位和皮肤切口

平仰卧位，患者直视正上方，用于鼻上入路；相比之下，对于额上入路，头部应稍微倾斜。

对于鼻上入路，创建一个沿发际线的冠状切口（图4.7）。之后皮肤、帽状腱膜和骨膜一起翻转，颞肌不受影响。通常没有必要延长皮肤切口到颧骨，但需要足够范围的皮瓣切口以便于计划好的颅骨切除术。

4.3.4　开颅术和脑室外引流

建议在跨颅骨中线1cm范围的附近切开三角形或4cm×4cm大小矩形的颅骨骨瓣（见

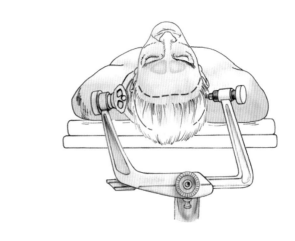

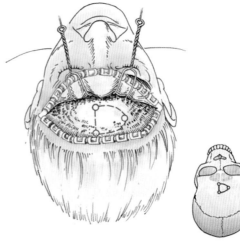

图4.7　前纵裂入路开颅术的体位和沿冠状线做皮肤切口。颅骨切开术的轮廓，越过中线约1cm。

图 4.7），小骨窗开颅术限制了从合适的桥静脉之间选择手术通路的机会。基底部变异的开颅手术直接位于额窦之上，特别要注意的是颅骨钻孔硬脑膜悬吊时确保没有无意中开放额窦。

如果没有放置脑脊液引流管，在打开硬脑膜前可以在颅骨切开部位的后侧角置入脑室引流管，这个位置通常对应 Kocher 点。神经导航可用于脑室引流管的方向定位。

4.3.5　硬脑膜的开放和纵裂入路

半圆形的方式打开硬脑膜至上矢状窦内侧蒂部。切口直达矢状窦的边缘，小心不要损伤桥静脉引流（图 4.8）[8]。在分开纵裂之前，需先释放 50~100mL 的脑脊液。首先，在两个桥静脉之间选择一个足够的窗口。大脑纵裂间的定位并不容易，图像导航有助于避免不必要的组织分离和边缘系统的损伤。通常先发现胼胝体周动脉的远端，然后到近端。足够的解剖后，运用牵开器和前后卷曲的脑棉片支撑后可以得到稳定的手术暴露。

4.3.6　关颅

常规方式关闭硬脑膜。如果额窦的顶端被打开，用肌肉填塞或者类似物密封填塞。

4.3.7　缺陷和并发症

- 无意中打开了额窦而造成脑脊漏
- 由于牵拉和静脉损伤造成出血性梗死

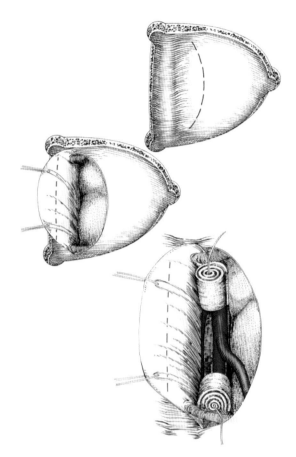

图 4.8　打开硬脑膜，注意不要损伤桥静脉；解剖纵裂间组织和显露胼胝体周动脉。

- 由于定位错误引起的边缘系统损伤

4.4　锁孔入路处理大脑中动脉瘤(外侧裂开颅术)

已经描述许多处理大脑中动脉瘤的入路。它们依据皮肤和肌肉的切口及骨窗位置的不同而变化。大脑中动脉瘤的开颅术可分为额侧入路和颞叶入路的方法。许多学者更喜欢沿着大脑中动脉 M1 段自颈内动脉分叉起始部探查的办法处理动脉瘤。另一些人喜欢从大脑外侧裂或通过颞上回接近大脑中动脉分叉内。乍一看，从颈内动脉分叉处控制M1段似乎是安全的。然而实际上，在颈内动脉分叉附近接近M1段需要较大程度的牵拉额眶脑皮质，同时使动脉瘤同样受到牵拉。重要的是要注意动脉中间段（尤其是一个延长的M1段），在分叉处向下回旋之前的抬升。我们宁愿选择从外围探寻M1，大脑中动脉M1段可由大脑中动脉M2分支上开向近端探查。根据确切的分叉和动脉瘤解剖，M1段可在大脑中动脉主干之间或M2段上干的额侧得到控制。有限的外侧裂开颅术通常对典型的大脑中动脉瘤效果良好[9]。神经导航对该手术方式有一定帮助，但不是必须使用的[3]。

4.4.1　典型适应证

- 大脑中动脉主要分叉动脉瘤
- 外周大脑中动脉瘤

4.4.2　解剖标志

- 颞浅动脉
- 额颧骨点
- 外侧裂线
- 翼点
- 脑膜中动脉

4.4.3　体位和皮肤切口

对于常规入路处理大脑中动脉瘤，先将头部旋转45°到手术部位对侧（图4.9）。铺外科手术洞巾之前应该在头皮上确定三个主要

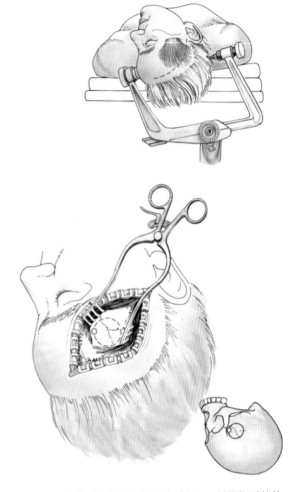

图4.9　体位及有限的额颞部皮肤切口。颅骨切开的轮廓，2/3应在大脑外侧裂之上，1/3在大脑外侧裂之下。

标志：额颧骨点、外侧裂线和翼点。额颧骨点位于眼眶外缘，颧弓上边缘2.5cm水平与眶缘的交点，眶缘上外侧连接点的下方。外侧裂线是一条从额颧骨点至矢状线前3/4处（即以鼻根部至枕外隆凸为矢状线的75%）的连线。翼点位于颅骨表面蝶骨嵴的末端，额颧骨点后方2~3cm处，大脑外侧裂线的投影线上。虽然每个人这个区域解剖位点不同，但沿着大脑外侧裂的主轴线都有一个骨凹陷，这个凹陷在颞

区颞肌下仔细触诊时容易被发现。

利用有限的发际线切口，使眼眶边缘充分暴露，切开颞肌，将前部肌肉与皮瓣一起翻转。

4.4.4 开颅手术

直径 3~4cm 的骨窗可以为控制大脑中动脉及动脉瘤的夹闭提供足够空间。颅骨切开应该位于外侧裂，接近眼眶边缘的后面。颅骨切开部位 2/3 定位在大脑外侧裂上方，1/3 定位在大脑外侧裂下方(见图 4.9)。骨窗的位置通常高于蝶骨嵴，但偶尔大的蝶骨嵴可能会阻碍开颅，需要金刚石钻头切除蝶骨嵴。

4.4.5 硬脑膜的开放和打开大脑外侧裂

最好以 Y 形的方式打开硬脑膜(图4.10)。识别外侧裂静脉。在释放 50~100mL 的脑脊液后大脑达到足够的松弛。在蛛网膜下隙出血的情况下，我们建议使用腰大池或脑室穿刺外引流。如果大脑仍然不够松弛，也可以给予甘露醇(1~2g/kg 占体重)。在脑内有较大血肿的情况下，只有通过血肿清除才能达到有效松弛。大脑外侧裂在大脑侧裂静脉的额侧逐渐分开。1 至 3 根横跨外侧裂的静脉分支通常需要电凝和分离。重要的是要把大脑外侧裂一直分离到蝶骨嵴，以便达到额叶和颞叶的分离。这一步需充分分离以避免过度牵拉额叶岛盖。大脑中动脉的上干在大脑外侧裂的深部被辨别出来(图 4.11)，伴随这根动脉

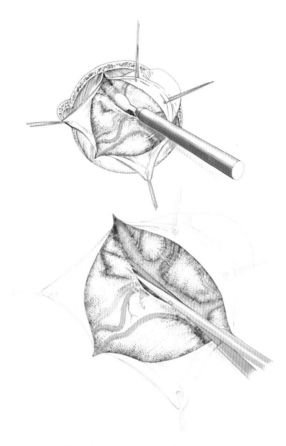

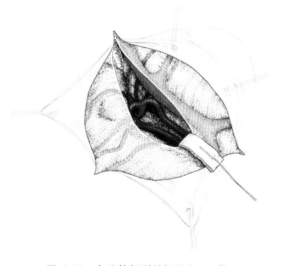

图 4.10 硬脑膜的 Y 形切开方式。大脑侧裂通常在大脑侧静脉上方打开。

图 4.11 大脑外侧裂的切开和 M2 段。

向近端探查可以找到大脑中动脉分叉。

为了安全的近端控制，最重要的是在脑海中要有 M1 段的路线和动脉瘤的投影。大多数大脑中动脉瘤会或多或少的朝向颞叶，但也有一些附着到额叶。因此，通常是沿着上干探查至大脑中动脉分叉达到近端控制。不论是主要分支间的高流量 M1 段还是上干前方的低流量 M1 段，M1 段都会被识别。

只要有可能，我们不使用任何大脑牵开器来处理大脑中动脉瘤；但是在一些患者中，即使大脑不松弛由于脑肿胀，大脑额叶岛盖上如不用牵开器仍不可能获得足够的手术空间。有时颞叶岛盖偶然覆盖在朝向颞叶的动脉瘤时，夹闭动脉瘤时有时需要在颞叶岛盖使用一个脑压板。

这种限制性入路夹闭动脉瘤没有什么不同。当动脉瘤颈比 M1 的直径更宽时，我们通常使用临时阻断法阻断血流。我们使血压保持在正常水平，除了需要长时间采用血管临时阻断的复杂动脉瘤之外，一般不使用任何保护神经药物。

4.4.6　伤口关闭

颅骨切开术的关闭无需关注，对于这些小开颅术我们不使用任何池口引流管。

4.4.7　缺陷和并发症

- 由于大脑侧裂开放不足或大脑松弛不足导致岛盖牵拉损伤，或者静脉损伤
- 无意中牺牲岛盖动脉

4.5　经翼点入路处理颈内动脉瘤

这种入路由 Yasargil 等正式发展使用[10]，一些学者继续完善了该技术[11-13]。随后从多个版本中总结详细描述的标准规范步骤，已经证明是有效的。

4.5.1　典型适应证

- 颈内动脉瘤
- 大脑前动脉瘤（A1 段和前交通动脉）
- 近端 MCA 动脉瘤

4.5.2　解剖标志

- 颞筋膜
- 颞浅动脉
- 颞肌
- 面神经的颧骨分支
- 眼眶脊
- 蝶骨（小型和大型蝶骨翼）
- 额颧骨突起
- 翼点
- 脑膜中动脉
- 侧裂静脉
- 前床突

4.5.3　体位和皮肤切口

患者仰卧位，头旋转 45° 到相反方向。通

常对于颈椎能正常活动的患者，身体同侧的肩膀没有支撑的必要。Mayfield 头架水平放置，单个的 Mayfield 头钉应该对应在骨窗边缘耳朵后面乳突的上面。双钉对称插入到耳郭和颞线(即位于颞肌外)上方。

除了头旋转 45°到相反方向，头部轻微抬起，下曲 10°~15°，这样大脑可以从颅底自然下垂，从而最大限度地减少大脑的牵拉(图4.12)。开颅手术的中央参照点是额颧骨的衔接处(关键孔)。头部倾斜的程度可以根据具体动脉瘤个体化确定，头部旋转到对侧也同样适用。标准旋转 45°是一个平均值，也可以在手

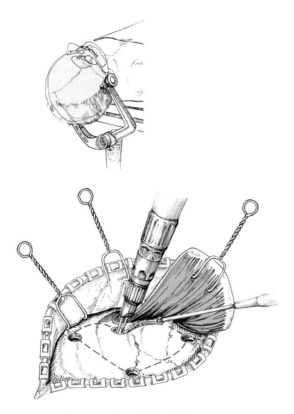

图 4.12　翼点开颅术的体位和轮廓。用开颅器处理颅骨，球形钻头处理蝶骨嵴基底部。

术进行中通过旋转的手术操作台自行修改或调整。

麻醉师必须配合任何体位的患者，在铺外科手术洞巾覆盖患者之前，必须查验患者静脉回流和气道是否通畅。

在耳前的颧弓上用弧形的方法切开皮肤，为避免侵犯面神经额支，切口应该距离耳屏前 5mm。为了避免无意中损伤到浅表颞动脉的主干，最好是在进行皮肤切口之前，识别和标记该动脉，但通常有必要区分是额支还是顶叶分支。由于这些动脉有开放出血的倾向，可能会导致术后皮下出血，应该仔细用小血管夹使其残端凝固和闭塞。头皮切口大致沿发际线走行至额部中线。

不应该将头皮从颞肌过度分离，颞肌分离到颅骨骨窗的后界边缘。此外，颞肌在颞线处切开，不应该完全剥离骨头，留下一条筋膜条带以便后面颞肌固定。然后肌肉从骨骼向下分离到眼眶脊。用骨膜剥离器分离期间不应超过眶缘，因为这样做通常会导致术后单眼血肿。然后用帽状腱膜钩牵拉肌肉和皮肤。

4.5.4　开颅

我们的标准程序是钻四孔从而使硬脑膜撕裂的可能性降到最低。如果硬脑膜很容易从颅骨分开(尤其是年轻的患者)，我们可以只通过一个或两个钻孔实现开颅手术。直接在颞线下钻第一个孔(关键孔)，位置接近额颧骨接合处内。钻孔方向必须稍微朝上以避免钻头侵入眼眶内。颅骨切开在眼眶脊上方

2cm 处，然后向上延伸至颞线，最后到颧弓上方的颞骨鳞部。蝶骨嵴内侧面临近关键孔下方，开颅器不能穿过这个区域，需要用金刚石钻头打磨使蝶骨嵴变薄 (见图 4.12)。

使用一个骨膜剥离器在硬脑膜周围仔细的与骨膜瓣剥离，将骨瓣抬起，这可使残余蝶骨嵴断裂。

通过使用一个小的 Luer 接口咬骨钳或钻孔器或 3~5mm 金刚石钻头来切除蝶骨嵴基底部获得额外的空间。必须仔细保护本区域硬脑膜，通常需要对导静脉电凝和切断。有时眼眶顶隆起增厚可以用金刚石钻头磨平，最终的结果是一个菱锥形的空间通往蝶鞍区，不受任何骨结构的阻挡。

4.5.5　硬脑膜的开放和外侧裂分离

跨过大脑外侧裂，以一个弧形的方式切开硬脑膜 (图 4.13)。大脑外侧裂在靠近额叶的大脑侧静脉外侧部分开。外侧裂分离的程度取决于具体病变部位。对于近端颈内动脉瘤可能不需要广泛的分离，另一方面，对于颈内动脉的终末部位动脉瘤则有必要完全开放外侧裂。完全打开外侧裂组织需要分离一些额叶静脉分支 (图 4.14)。

牵开器 (宽 8~10mm) 牵开额眶部皮质，之后打开基底池 (图 4.15)。

4.5.6　关颅

以水密的方式缝合硬脑膜。有时在行开颅手术时额窦会被开放，在这种情况下，额窦关闭时需要小心地填塞和覆盖。用不可吸收缝合线使颞肌附着于颞线。如果没有软组织残留在颞线，通过在骨瓣上钻的 V 型钻道使肌肉可以直接附着在骨瓣上。骨瓣以常规方式连接，逐层关闭创面。

4.5.7　缺陷和并发症

- 硬脑膜的破裂，尤其是老年人
- 损伤面神经额支

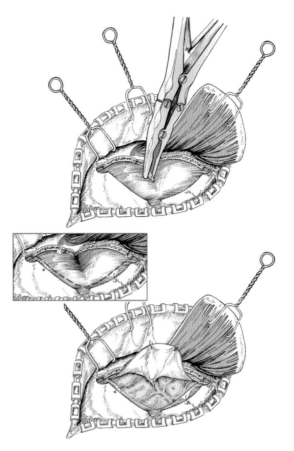

图 4.13　去除翼点残余的蝶骨嵴，穿过大脑外侧裂的弧形打开硬脑膜。

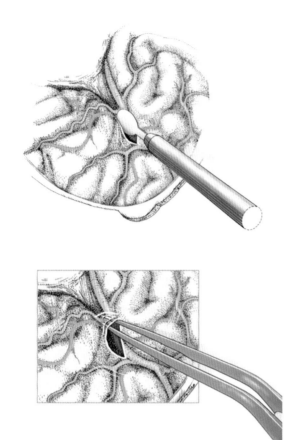

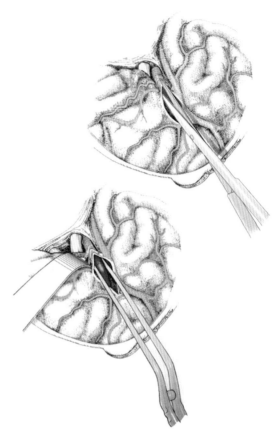

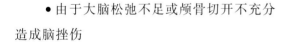

图 4.14　打开外侧裂组织,位置通常高于大脑外侧静脉,侧裂静脉的额叶分支必须电凝和分离。

图 4.15　组织的中央开口,打开基底池。

- 由于大脑松弛不足或颅骨切开不充分造成脑挫伤
- 由于打开额窦疏忽造成术后脑脊液漏
- 由于硬脑膜关闭不充分引起术后帽状腱膜下脑脊液聚积

4.6　髁旁入路处理椎动脉瘤

选择处理椎动脉的入路时,重要的是要记住动脉瘤相对于延髓的位置。虽然通常推荐远侧髁旁入路,但对位于延髓外侧的近端椎动脉瘤这可能不是最好的方法。颈部的横截面位于颅颈交界区是一个横断的椭圆形,所以正中入路可能会提供一个较短的入路。按照经验,旁正中入路途径是一个折中办法。对于靠近腹侧中线的动脉瘤,需要在枕髁局部钻孔来增加侧方扩展的范围[14,15]。

4.6.1　典型适应证

- 椎动脉–小脑后下动脉瘤

- 椎动脉夹层动脉瘤

4.6.2　解剖标志

- 乳突
- 枕外隆凸
- 胸锁乳突肌
- 枕动脉
- 星点
- 寰椎后弧
- 枕髁部
- 椎动脉
- 乙状窦
- 后组颅神经

4.6.3　体位和皮肤切口

尽管半坐位或坐位可能有优点，但公园椅位现在普遍被优先使用（图4.16）。为了方便手术入路，肩膀应该向手术对侧旋转45°，头部应该尽量屈曲。Mayfield头架必须放置在垂直于计划手术路线的平面上，配对的头钉应该置于头的下方。

在乳突窝背后3cm处做8~10cm垂直的线性切口。切口的上端与耳郭的上缘相平，下端大约对应C3椎体（图4.17）。必须使枕动脉电凝和分离，用血管夹保证近侧残端的安全。

如果选择通过枕动脉-小脑后下动脉吻合术处理复杂的动脉瘤，在皮肤切开期间需要保护动脉。通过钩状皮肤切口或在皮肤切开前，通过多普勒识别枕动脉走行当保留足够长度的主干做供体后切断动脉。

将肌肉全层垂直整块分离并推离骨头。必须注意不要伤害到接近枕骨大孔的颅外椎动脉。因为椎动脉很难触摸到，所以必须通过多普勒设备来确定位置（见图4.17）。

将撑开器带角度端从顶端置入，另一只手活动直端置入底部固定。

4.6.4　开颅

开颅手术首选咬骨钳咬开，因为即使一个骨瓣已被先切下，仍然需要大量增加侧方

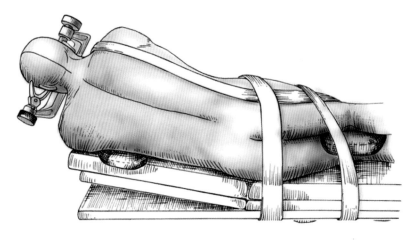

图4.16　侧卧位的形态，头略有升高以减少静脉充血。

的钻孔数量(图 4.18)。骨材料需精心保存,稍后可以使用覆盖缺损。切口向上外侧扩展至乙状窦的边缘。通过在乳突窝走行的导静脉显示下方静脉窦的位置。开放的乳突小房应立即用骨蜡密封好。较大的气房可能需要肌肉填塞。最终颅骨骨窗的直径应在 4cm 左右。在尾部,颅骨切开应该达到后颅窝水平。通常没有必要处理颅外段椎动脉,也没有必要切除 C1 椎弓。

4.6.5　硬脑膜的开放和脑桥延髓的解剖

弧形打开硬脑膜以暴露桥小脑角的尾部,尾部末端接近中线(图 4.19)。脑脊液从小脑延髓池排出,使脑组织处于松弛状态。接下来,用牵开器小心抬起小脑的同时并探查第Ⅸ至第Ⅺ颅神经。

从喙突部到齿状韧带识别椎动脉。小脑后

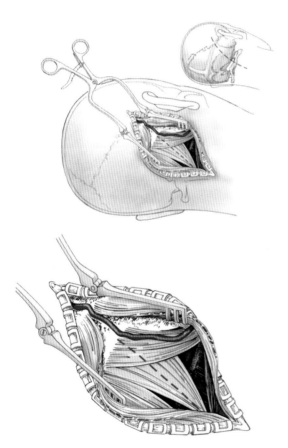

图 4.17　皮肤切口的轮廓,分开夹肌的肌肉后可看到枕动脉。分开深肌层,识别椎动脉。

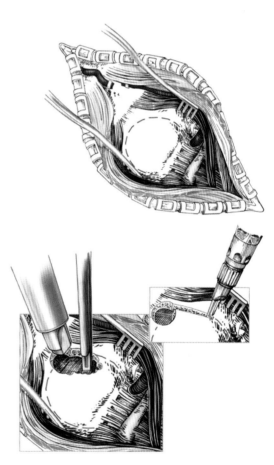

图 4.18　骨窗轮廓下至枕骨大孔。开颅术采用咬开颅骨的办法或开始去除一块小骨瓣的办法。

下动脉的起源通常位于第Ⅸ颅神经束到第Ⅻ颅神经束之间，但其位置变异很大（图 4.20），上述变化因素是造成椎动脉-小脑后下动脉瘤夹闭术颅神经损伤风险的主要因素。

4.6.6 关颅

因为有脑脊液漏的风险，所以有必要做硬脑膜的水密缝合。对于颅内外血管吻合的患者，一般不需要硬脑膜水密缝合，我们建议术后通过脑室或腰椎置管脑脊液外引流 5 天。乳突气房用骨蜡封闭，较大的乳突气房塞入小块肌肉和用胶原纤维绒织物封闭。两层可吸收性明胶海绵之间放置骨材料置于对应的骨缺损。在缺损处覆盖甲基丙烯酸甲酯是一种替代的解决方案。

4.6.7 缺陷和并发症

• 乙状窦的损伤或血栓形成

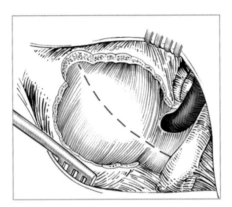

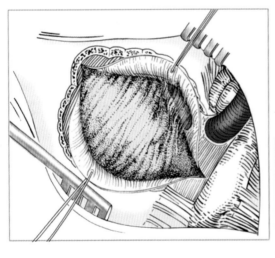

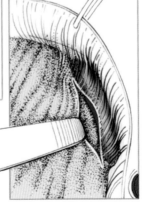

图 4.19 硬脑膜的弧形开放，打开基底池和识别近端颅内椎动脉。

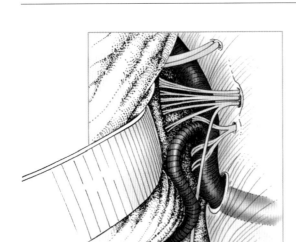

图 4.20　识别颅神经尾部和小脑后下动脉。

- 椎动脉的损伤
- 脑脊液漏
- 后组颅神经损伤

参考文献

1. Yasargil MG, Fox JL. The microsurgical approach to intracranial aneurysms. Surg Neurol. 1975;3:7–14.
2. Szelényi A, Langer D, Kothbauer K, De Camargo AB, Flamm ES, Deletis V. Monitoring of muscle motor evoked potentials during cerebral aneurysm surgery: intraoperative changes and postoperative outcome. J Neurosurg. 2006;105:675–81.
3. Schmid-Elsaesser R, Muacevic A, Holtmannspötter M, Uhl E, Steiger HJ. Neuronavigation based on CT angiography for surgery of intracranial aneurysms: primary experience with unruptured aneurysms. Minim Invasive Neurosurg. 2003;46:269–77.
4. Son YJ, Han DH, Kim JE. Image-guided surgery for treatment of unruptured middle cerebral artery aneurysms. Neurosurgery. 2007;61:266–71.
5. Steiger HJ, Schmid-Elsaesser R, Stummer W, Uhl E. Transorbital keyhole approach to anterior communicating artery aneurysms. Neurosurgery. 2001;48:347–51; discussion 351–2.
6. Beseoglu K, Lodes S, Stummer W, Steiger HJ, Hänggi D. The transorbital keyhole approach: early and long-term outcome analysis of approach-related morbidity and cosmetic results. Technical note. J Neurosurg. 2011;114:852–6.
7. Lehecka M, Dashti R, Hernesniemi J, Niemelä M, Koivisto T, Ronkainen A, et al. Microneurosurgical management of aneurysms at the A2 segment of anterior cerebral artery (proximal pericallosal artery) and its frontobasal branches. Surg Neurol. 2008;70:232–46.
8. Tsutsumi K, Shiokawa Y, Sakai T, Aoki N, Kubota M, Saito I. Venous infarction following the interhemispheric approach in patients with acute subarachnoid hemorrhage. J Neurosurg. 1991;74:715–9.
9. Nathal E, Gomez-Amador JL. Anatomic and surgical basis of the sphenoid ridge keyhole approach for cerebral aneurysms. Neurosurgery. 2005;56:178–85.
10. Yasargil MG, Reichman MV, Kubik S. Preservation of the frontotemporal branch of the facial nerve using the interfascial temporalis flap for pterional craniotomy. Technical article. J Neurosurg. 1987;67:463–6.
11. Figueiredo EG, Deshmukh P, Nakaji P, Crusius MU, Crawford N, Spetzler RF, et al. The minipterional craniotomy: technical description and anatomic assessment. Neurosurgery. 2007;61:256–64.
12. Kim E, Delashaw Jr JB. Osteoplastic pterional craniotomy revisited. Neurosurgery. 2011;68:125–9.
13. McLaughlin N, Cutler A, Martin NA. Technical nuances of temporal muscle dissection and reconstruction for the pterional keyhole craniotomy. J Neurosurg. 2013;118:309–14.
14. D'Ambrosio AL, Kreiter KT, Bush CA, Sciacca RR, Mayer SA, Solomon RA, et al. Far lateral suboccipital approach for the treatment of proximal posteroinferior cerebellar artery aneurysms: surgical results and long-term outcome. Neurosurgery. 2004;55:39–50; discussion 50–4.
15. Rodríguez-Hernández A, Lawton MT. Anatomical triangles defining surgical routes to posterior inferior cerebellar artery aneurysms. J Neurosurg. 2011;114:1088–94.

第 **5** 章
动脉瘤的显露和夹闭原则

5.1 暴露动脉瘤

蛛网膜下隙出血早期手术，脑池和表面的积血导致反应性脑肿胀会使解剖结构变模糊。在打开硬脑膜前，使大脑充分放松是十分重要的。颅骨切开后需打开脑室和脊髓 CSF 引流，需引流 CSF 50~100mL。非常重要的是，在张力状态下，不应打开硬脑膜；因为这样做会导致脑膨出和动脉瘤的过早破裂。因此，测量动脉血压并与麻醉医生交流核实同样重要。我们推荐将动脉血压保持在术前值减去术前颅内压值(ICP)的水平。如果术前 ICP 值无法获得，可以认为是 10 mmHg 的平均水平；所以术中的动脉血压需要维持在比术前值低 10 mmHg 的水平。这能够保证脑灌注压的稳定，可以避免局部脑缺血以及避免动脉瘤的过早破裂。

5.2 打开脑池

当打开硬脑膜后，需要通过尽可能少量的解剖达到分离控制载瘤动脉近端及游离动脉瘤颈部的目的。任何在动脉瘤附近的分离都会带来破裂的风险。动脉瘤顶部脆弱的位置是不确定的，通常位于载瘤动脉附近。因此，必须找到载瘤动脉，而且动脉瘤颈部的解剖分离，需严格沿着该血管进行。在操作中应将载瘤动脉视为我们的朋友。

5.3 近端阻断

近端阻断的方法取决于动脉瘤的位置。通常情况下，不需要将整个载瘤动脉从颈内动脉起始部解剖分离出来。对前交通动脉瘤来说，在跨过视神经部寻找到 A1 中间段就足够。对于大脑中动脉瘤来说(尤其是采用了小侧裂入路时)，首先需要在大脑侧裂深部找到 M2 段，然后找出分叉处，确保 M1 和动脉瘤颈部的血流流入是安全的。

近端阻断并不是绝对安全的。完全阻断动脉瘤的血流流入，只在复杂的动脉瘤处理中是必需的，且只能通过阻断所有的流入和流出动脉才能达到效果。对前交通动脉瘤来说，A1 段和 A2 段都要被控制，有时会出现预想之外的动脉，比如第 3 个 A2 段。

对于简单的动脉瘤来说，全面理解动脉瘤周围血管复合体的解剖结构比近端结扎更加重要。比如，没有必要控制隐藏于前交通动脉上向下突出的动脉瘤后的对侧并非优势的 A1 段。

5.4　分离动脉瘤颈

在分离出载瘤动脉之后，继续沿着这条动脉暴露动脉瘤颈部。此时，脑海里想象出动脉瘤颈的预期形状以及与载瘤动脉和分支动脉的关系是十分重要的。因此，仔细研究术前血管造影的三维重建图像非常重要，同样需要从入路方向观察。尽管如此，仅依靠血管造影提供的信息是不够的，还需要对常见的血管变异有所了解。当载瘤动脉增宽之后意味着出现清晰的动脉瘤颈(图 5.1)，为了能使动脉瘤夹光滑通过(一般至少 3 mm)，需要将动脉瘤颈两侧从动脉分支上充分分离，此时不要触动动脉瘤顶部。为了使剥离子能顺利通过，动脉瘤颈必须与动脉完全分离开。

由于无法看见动脉瘤颈的背侧，一个经常发生的错误是认为背侧和前侧是一样的，但实际上情况很可能不是这样。当动脉瘤颈位于视线正背侧，其背侧是膨隆的。当动脉瘤方向朝向外科医生时，另一种变异就可能轻易地发现。

5.5　临时夹闭、神经药物保护和控制性降压

临时夹闭是动脉瘤夹闭的一种非常有用的辅助方法[1]。当动脉瘤颈比载瘤动脉更宽时，我们建议对近端临时夹闭(图 5.2)。我们不推荐在解剖暴露时进行临时夹闭，因为我们认为它需要花费大量的时间并且不一定有益处。

在临时夹闭的过程中有一些注意事项。必须清楚特定区域的缺血耐受时间。如果夹闭的是穿支动脉，缺血极限的时间是 3 分钟。如果终末支没有闭塞，由于软脑脊膜侧支血流的原因，缺血耐受的时间会更长。对于前交通动脉和大脑中动脉来说，缺血耐受的时间至少是 15~20 分钟，阻断血管时间过长可导致软脑膜旁路血管盗血。如果发生动脉瘤破裂，必须阻断软脑脊膜旁系血流的逆行回流，采用完全夹闭动脉瘤的方法，同时也需夹闭动脉流出段(图 5.3)。

虽然很难用严谨的方式证明神经保护药物的功能，但神经保护药物能够延长缺血耐受的时间几乎是不用怀疑的。对于简单的动脉瘤来说，如果临时夹闭时间和预期的一样

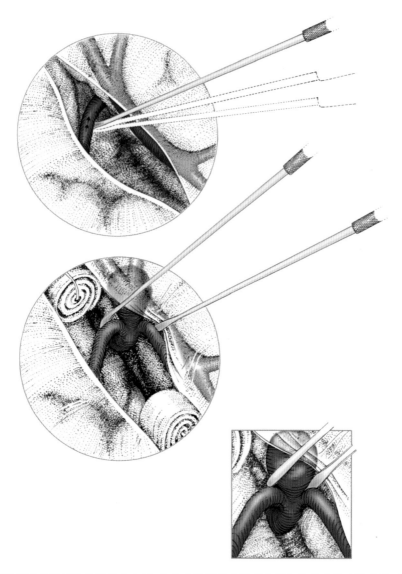

图 5.1 待识别载瘤动脉近端和远端分支之后，这条动脉顺着动脉瘤之后分为分支及动脉瘤颈，此时瘤颈的两边被完全分离，同时未触及瘤顶。

只需要几分钟，则不必使用巴比妥类药物，在这种情况下我们不建议使用药物神经保护。如果临时夹闭的时间比预期的要长，我们才准备开始使用巴比妥类药物。例如，在临时夹闭 10 分钟后，我们给予 500 mg 硫喷妥钠，接着每 2 分钟给予 100 mg，直到最终剂量达到 2 g。如果能够监测神经电生理，我们会增加剂量直到达到暴发抑制，并维持这种状态到血流恢复。因为按照常规的逻辑，必须在临时夹闭前给药，才能使药物可以到达目标区域，所以这种方法还存在争论。抑制神经的神经保护作用的主要效果在于使邻近区域的血流

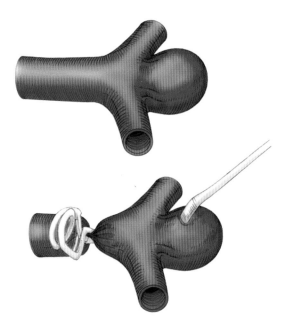

图 5.2　每当瘤颈超过载瘤动脉的生理直径时，建议行近端临时阻断，并且一定要通过触诊，明确动脉瘤的张力是否充分缓解。

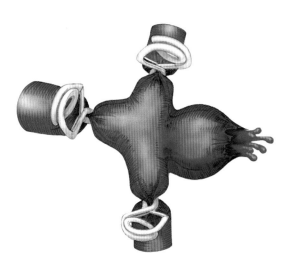

图 5.3　在动脉瘤破裂的情况下，完全阻断是非常必要的。

减少，从而使软脑脊膜旁系血流增加。

当预期临时夹闭时间较长时（即复杂的动脉瘤），则需要在临时夹闭前使用药物进行神经保护。

在一些情况下，还需要临时控制性降压。比如，对于颈动脉瘤，仅通过近端夹闭使动脉瘤降压是不够的，还需要短时间的控制性降压夹闭，可以预防动脉瘤破裂的发生[2]。

5.6　夹闭

在充分解剖分离出动脉瘤颈之后，接着则需选择合适的动脉瘤夹进行动脉瘤的夹闭。在血管造影片子上测量动脉瘤颈的直径是十分重要的。夹闭的长度等于直径乘以 $\pi/2$。如果计算所得的数值比术中发现的小，原因很可能是术中发现的结构不仅包括动脉瘤颈，还包括了脑动脉。

在过去的几十年里，动脉瘤夹闭术观念发生了很大的改变。大多数公司会提供各种不同外形的动脉瘤夹，以最好地适应血管轮廓。这种做法是正确的，但是复杂的外形也有缺陷。这些动脉瘤夹通常只能以某种特定的方法使用，且最终的位置是唯一的。它们不能像直动脉瘤夹一样一点点前进或后退，直动脉瘤夹可以旋转，但复杂的动脉瘤夹不能旋转。简而言之，复杂的外形限制了使用自由（图 5.4）。此外，如果动脉瘤颈的形状与预期有轻微的差异，为了更好地适应动脉瘤颈的形状则需要更换动脉瘤夹。总之，外形复杂的

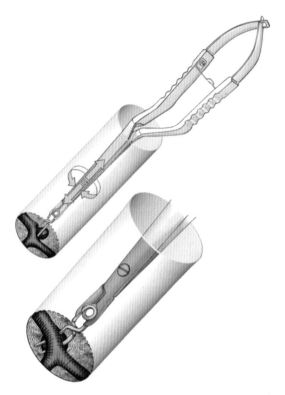

图 5.4　使用直夹或稍弯曲的动脉瘤夹至少有两个自由度，而复杂的动脉瘤夹只能在特定的情况下使用，此外，复杂结构的动脉瘤夹需要更大的操作空间，因此，在颅脑手术有限的间隙下难以使用。

动脉瘤夹比直动脉瘤夹或轻度弯曲的动脉瘤夹更笨重，通常在小的外科操作通道里使用是比较棘手的。由于这种原因，我们更喜欢使用直动脉瘤夹或轻度弯曲的动脉瘤夹，并使用小动脉瘤夹处理剩余边角部位。

　　动脉瘤夹的放置必须缓慢谨慎。当夹片不能光滑地穿过动脉瘤颈时，则是由于之前的分离不充分以及解剖概念错误——也就是说动脉瘤夹被部分动脉瘤或载瘤动脉阻碍。假如上述情况发生，则要移除动脉瘤夹。

　　将夹片跨过动脉瘤颈后，再缓慢释放动

脉瘤夹。这个时候也是最常发生动脉瘤破裂的时候[3]。当确认动脉瘤可以完全夹闭后，一定要缓慢释放动脉瘤夹。缓慢释放动脉瘤夹也可以避免基底部出现大的撕裂或者更严重的动脉瘤颈基底部的撕裂。

　　释放动脉瘤夹之后的动作也十分重要并需要记录。如果动脉瘤夹发生扭曲，这是提示有来自其他部位的某些物体位于夹片的背部（通常是一个动脉分支）。

　　对于任何时期的出血都需要控制。对于小动脉瘤，可以在出血处垫棉片后，轻柔地压迫止血。对于大动脉瘤和大的出血，则需要临时夹闭所有输入和输出的动脉来止血。

5.7　最后的处理

　　当动脉瘤夹顺利穿过动脉瘤颈时将其释放，这并不是最后放松的时候。由于动脉瘤夹能暴露背部，因此需要检查每个夹片是否完全穿过了动脉瘤颈，并且没有夹住邻近的穿支动脉（图 5.5）。夹住动脉瘤的动脉瘤夹必须能自由活动。如不能自由活动，说明它夹住了不应夹住的物体，可能是一段动脉分支。如果发现没有完全夹闭动脉瘤颈或夹闭了大脑动脉，则需要运用第二个平行的动脉瘤夹放置在靠近顶部更高的位置，然后纠正第一个动脉瘤夹的位置或用一个不同形状的夹子代替（更加弯曲）。

　　最终达到的效果是使动脉瘤夹完全跨过动脉瘤颈，且没有夹住任何穿支动脉。底部小的边角部位需要额外使用小动脉瘤夹消除。

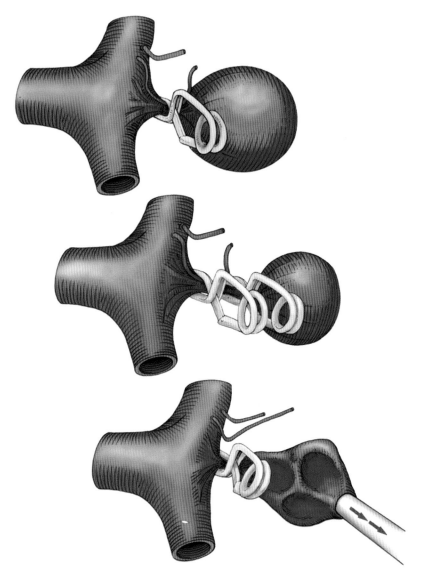

图 5.5　在试夹闭的过程中,当动脉瘤夹完全释放时,必须检查夹片是否完全穿过瘤颈或没有夹闭穿支动脉,如果需要调整则需使用第二个动脉瘤夹沿第一个动脉瘤夹平行夹闭,并替换初次夹闭的位置。

5.8　复杂处理

　　巨大或复杂的动脉瘤一般需要多个动脉瘤夹进行复杂处理[4-6]。对于宽颈动脉瘤夹，最常见的办法是串联夹闭。通常采用带窗动脉瘤夹夹闭动脉瘤颈部远端，再用直的动脉瘤夹夹闭动脉瘤颈部近端(图5.6)。对于巨大的动脉瘤，当动脉瘤夹夹闭力量不够的时候，这种方法非常重要。目前，巨大的动脉瘤因动脉瘤夹闭力量有限，需要多个动脉瘤夹并联或串联夹闭。部分动脉瘤内形成血栓，需要打开动脉瘤，行类似动脉内膜剥脱术取出血栓(图5.7)。梭形动脉瘤或夹层动脉瘤，则需要进行包裹或闭塞（图5.8）。如果闭塞血管不能代偿，则行搭桥手术是必要的。然而，搭桥手术需要在闭塞血管之前进行，否则容易导致手术失败。

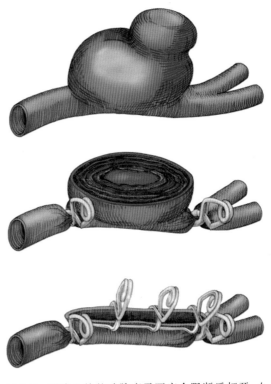

图 5.7　形成血栓的动脉瘤需要完全阻断后打开，血栓需小心移除，但要注意不要损伤动脉瘤基底部外壁。

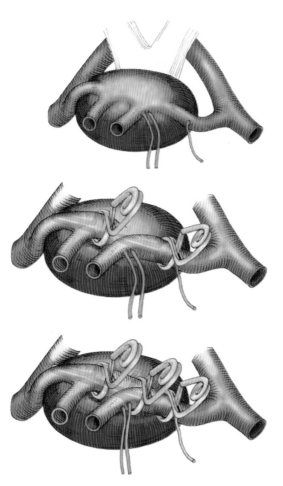

图 5.6　宽颈和复杂动脉瘤通常需要多个动脉瘤夹对载瘤血管进行重塑，带窗动脉瘤夹经常会非常有用。

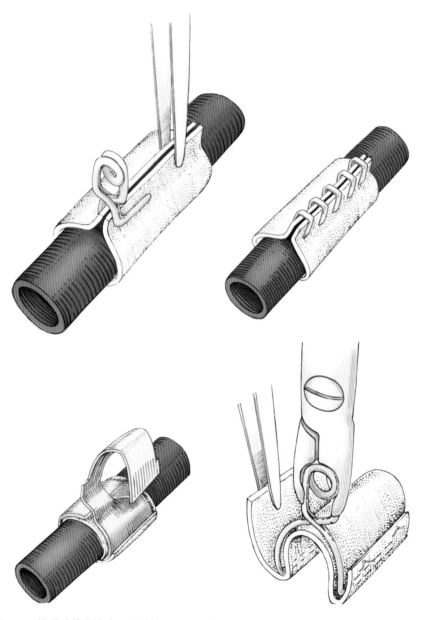

图 5.8 梭形动脉瘤或夹层动脉瘤可以用特氟龙或涤纶片,结合环形动脉瘤夹进行包裹。

参考文献

1. Charbel FT, Ausman JI, Diaz FG, Malik GM, Dujovny M, Sanders J. Temporary clipping in aneurysm surgery: technique and results. Surg Neurol. 1991;36:83–90.
2. Lam AM. The choice of controlled hypotension during repair of intracranial aneurysms: techniques and complications. Agressologie. 1990;31:357–9.
3. Houkin K, Kuroda S, Takahashi A, Takikawa S, Ishikawa T, Yoshimoto T, et al. Intra-operative premature rupture of the cerebral aneurysms. Analysis of the causes and management. Acta Neurochir (Wien). 1999;141:1255–63.
4. Kato Y, Sano H, Imizu S, Yoneda M, Viral M, Nagata J, et al. Surgical strategies for treatment of giant or large intracranial aneurysms: our experience with 139 cases. Minim Invasive Neurosurg. 2003;46: 339–43.
5. Lawton MT, Spetzler RF. Surgical strategies for giant intracranial aneurysms. Neurosurg Clin N Am. 1998;9:725–42.
6. Tanaka Y, Kobayashi S, Kyoshima K, Sugita K. Multiple clipping technique for large and giant internal carotid artery aneurysms and complications: angiographic analysis. J Neurosurg. 1994;80: 635–42.

第**6**章
大脑前动脉瘤

6.1 前交通动脉瘤

6.1.1 概述

如本书前面所述，前交通动脉瘤依据瘤顶指向和血流动力学因素，恰好分为 4 种类型。瘤顶的指向很大程度上决定了手术的具体入路和瘤夹安放的具体方式。

• 1 型动脉瘤向下突至视交叉并常常与之粘连。这种粘连很值得重视，是因为在使用脑压板牵拉额叶眶回而导致牵引力传至动脉瘤顶，易造成术中动脉瘤的再次破裂。

• 2 型动脉瘤向前突，如同优势侧向 A1 段的延伸。虽然它们不与视交叉粘连，但位于半球间裂，所以这些动脉瘤若出现直回间正规分离半球间裂是危险的。

• 3 型动脉瘤瘤顶大致位于 A2 段平面范围内。虽然手术路径初期，该类型动脉瘤的问题比 1、2 型要少，但由于瘤颈位置更高，所

以更需要向上分离和牵拉。另外，3 型动脉瘤更靠近远端 A1 和近端 A2 发出的穿支血管。

• 4 型动脉瘤位于双侧 A1 之上，双侧 A2 平面的后面。这种动脉瘤要在穿支间，A1 上面到达瘤颈。4 型动脉瘤也靠近下丘脑，相较于其他类型，下丘脑易被动脉瘤出血或手术操作损害。因此，4 型动脉瘤比其他类型动脉瘤术后功能恢复要差。

当然，决定手术夹闭的复杂性和预后的另一个重要因素是动脉瘤的大小。目前尚不清楚前交通动脉瘤的大小决定手术复杂性和预后，是否与其他前循环动脉瘤有区别，但是临床观察到的的确如此。大的前交通动脉瘤比大脑中动脉瘤的预后差。

6.1.2 前交通动脉瘤的分离和夹闭

如前所述，颅眶入路是适于所有前交通动脉瘤最常用的入路。打开硬膜前，在有蛛网膜下隙出血的情况下，通过腰大池或脑室引

流释放 50~100mL 脑脊液，使脑组织足够松弛，如果有必要的话还可以使用甘露醇（1~2g/kg 体重）。接下来轻柔牵拉眶回并打开侧裂中心区，进一步的步骤是根据动脉瘤的指向而定。不管何种病例，下一个路标是视神经。这个入路常需使用一个小的牵开器刀片指向同侧视神经的脑压板牵拉。这种策略防止脑压板叶片切割了动脉瘤，因为前交通动脉和动脉瘤常常完全位于视神经前方。必须注意，脑压板不能放置在视交叉前面，特别是 1 型动脉瘤，瘤顶常常粘连在视交叉的前部。

　　脑压板牵开后，从已打开的侧裂池向内侧的视交叉前池解剖。最后，脑池需向内侧一路打开直至大脑间裂，允许移动直回和暴露 A1 段。在此阶段，如何操作手术者必须心中有数。视交叉池中间的开放和靠近纵裂间组织的分离可以安全的处理 3 型和 4 型的动脉瘤。纵裂的蛛网膜粘连可以用双极电凝像分离侧裂一样，采用伸展动作分离[1]。需要注意的是腹侧（1 型）和向前（2 型）指向的动脉瘤。单纯向前突向的动脉瘤顶使常规的纵裂分离变得很危险。在这种情况下，可能需要在嗅束内侧切除部分直回。

　　这些步骤可以进一步移动眶皮质。直回后部现在已从视交叉上分离。此时，必须确认大脑前 A1 段。该段应该从其跨越视神经处寻找（图 6.1）。没有必要从颈内动脉发出起始部追寻。当 A1 段被确认后，为了临时夹的安放，其后壁需要局部分离，以防有时需要紧急临时夹闭。也应注意 Heubner's 回返动脉，其从 A2 段腹外侧发出，然后平行于 A1 段背侧圆

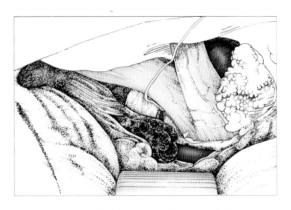

图 6.1　右侧入路腹侧突向的前交通动脉瘤（1 型），在视神经水平可以识别 A1 段。

周部分回返。

　　在进一步解剖前，暴露已经较为稳定了。眶回部牵拉力量不能过大，在脑压板前的眶顶和眶皮质间塞入卷曲的棉片团很有帮助，可以分散对眶皮质的牵引力。操作此步骤时，必须注意保护嗅球。

　　当进入手术操作区域打开终板时，有几点需要注意。当已经进行了脑室或腰池引流时起到作用，打开终板并不能增加脑部松弛。如果手术时没有进行额外的脑脊液引流，打开终板肯定有助于脑部松弛。其他的有益处的假说，例如减少术后脑积水或血管痉挛尚未证实。

　　顺着 A1 前面直至前交通动脉。如果 A1 属于高跨型的话，此时有一些问题，可能会需要进一步打开纵裂或施行内侧直回切除。切除有限的部分直回是否有不良后果尚不明确。另一方面，必须防止过度的使用脑压板牵拉，因为脑组织可能会损伤，并且如果解剖不充分，依靠过度牵拉并不能获得充分的暴露。

确认和解剖 A1–A2 交界处之后,接下来的操作主要依据瘤体指向类型来确定。如果可能的话,手术者现在应该尝试完全的输入端血流控制,即确认对侧 A1 并准备临时夹闭。对于类型 1 的指向,常常不需要该步骤。对于其他指向,对侧 A1(通常是发育不全的)此时应该被控制。对侧 A1 通常向上对着手术者。为了安放临时夹,该动脉应该行局部解剖。对侧 A2 起源处通常隐藏在动脉瘤后面,所以此时很难确认对侧 A2,也没有必要去这样做。解剖出动脉瘤颈部后,确认对侧 A2 将变得容易。然而,有时只有在动脉瘤被夹闭后对侧 A2 才有可能被看见。在分离 A2 段过程中,回返动脉发出处,应予特别注意并分离出来。

快速复习 A2 段的病理解剖很有用处。在发育过程中 A1 段的生理性延伸导致前交通动脉的旋转,以致优势侧 A1 段发出的起始部 A2 向后移位。在我们的经验中,前交通动脉瘤患者这种构造大约占 80%。但是对于剩下的 20%,A2 发出处在优势侧 A1 段向前移位。如 Suzuki 及其同事[2]很好地指出,当对侧 A2 隐藏在同侧 A2 后面时,这种结构增加了手术的困难。这种所谓的闭合性结构,显然增加不良预后结果要多于所谓的开放结构,即对侧 A2 在同侧 A2 前,很容易确认的情况。

现在已经获得近端控制,如前面概述,进一步的步骤是动脉瘤颈的分离和安放瘤夹。对于向下指向的动脉瘤(1 型),在前交通动脉前下方瘤颈双侧得到充分分离(图 6.2)。对于向前指向的动脉瘤(2 型),必要的瘤颈分离可能受限于前交通动脉前部空间(图 6.3),但有时宽颈动脉瘤双侧 A2 会与瘤颈粘连,A2 段必须游离出来。如前所述,确认和分离对侧 A2 在此阶段可能不容易,在这种情况下,应在动脉瘤颈部夹上一个试验性质的动脉瘤夹之后,再分离和解剖。对于解剖,瘤夹的两个叶片置于前交通动脉前方或下方,但一定要平行于前交通动脉。对于 1 型和 2 型指向的动脉瘤(图 6.4),直夹通常即可。如前文所说,只要动脉瘤颈部宽于 A1 直径,我们比较推荐临时夹闭同侧 A1。

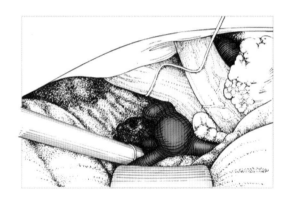

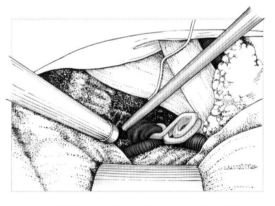

图 6.2 动脉瘤的显露和双侧 A2 的识别。视交叉右侧的白色部分是可吸收性明胶海绵,夹闭动脉瘤后用超声探头观察双侧 A2 的血流情况。

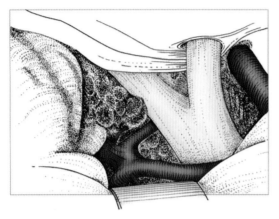

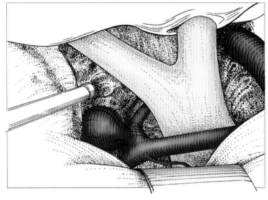

图 6.3 从右侧入路的向前指向的前交通动脉瘤(2型)仔细清除脑池血块的术野。

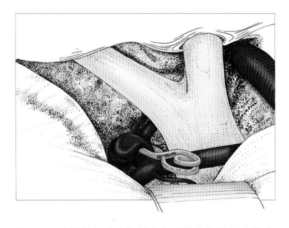

图 6.4 平行前交通动脉用直的动脉瘤夹施行动脉瘤夹闭。

施行试验夹闭之后,仔细探查术野。两侧均需探查以确认动脉瘤颈部被完全夹闭,并且动脉没有被误夹。对侧 A2 起源处必须被确认。如果误夹了对侧 A2,则第 2 个平行的瘤夹可以在动脉瘤颈部稍高位置安放。进一步分离对侧 A2 起源处与瘤颈的粘连后,可以调整第 1 个瘤夹。在此阶段,对于 A2 的解剖变异必须心中有数,常见错误是忽略了存在的 3 支 A2。

最后, 血管段血流情况通过吲哚青绿(ICG)造影,显微多普勒或两者并用来确认所有血管段均有充足的血液流动。

位于双侧 A2 段之间(3 型)的动脉瘤给分离和夹闭带来了其他挑战。此时对动脉瘤颈部的解剖,包括分离 A2 起源处并与其粘连(图 6.5),最好采用小的剥离器或一个钝钩。如上所述,在开放性的 A2 结构,双侧 A2 段起源处均可看见(图 6.6)。反之,对于闭合结构,对侧 A2 走行于动脉瘤之后,夹闭动脉瘤之前,所以分离对侧 A2 是一个挑战,或者说不在动脉瘤颈安放一个试验瘤夹直接去分离对侧 A2 几乎是不可能的。一旦满意地分离后,就可以对应于瘤颈大小(造影直径×π/2)小心安放合适的瘤夹了。对于开放性 A2 结构,瘤夹方向大致垂直于双侧 A2 平面。对于闭合结构,瘤夹稍倾斜于 A2 平面。右侧入路,常用左手施夹,反之亦然。

对于 1 型和 2 型后面的步骤本质是相同的。如果施夹前 A2 的位置不清楚地话,现在就需确认了。对于闭合性 A2 结构,对侧 A2

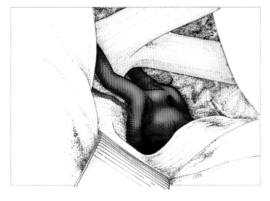

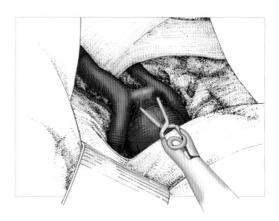

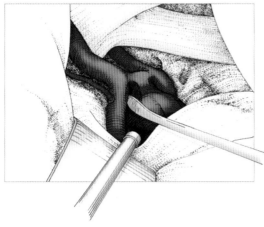

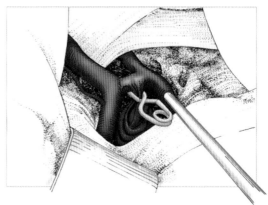

图 6.5　位于双侧 A2 之间的前交通动脉瘤（3 型），左侧入路。从 A2 的起始部分离和显露瘤颈。

图 6.6　在动脉瘤夹闭完成后，运用微型多普勒探头验证 A2 段的血流。

可能误夹。第 2 个平行的瘤夹可以在动脉瘤颈部稍高位置安放，随后再取代第 1 个瘤夹。

对于 3 型指向的动脉瘤，一个特别的问题是动脉瘤颈部后面常常被估计错误。动脉瘤后壁经常比在根据前壁预测的还有相当程度的膨大。如果没有考虑到这种情况，在动脉瘤后部即可能存在残留。使用一个下弯夹（图6.7）而不是直夹，则可以解决这个问题。

4 型的动脉瘤位于双侧 A2 之后，并高于双侧 A1（图 6.8）。这需要进一步的牵拉移动直回并常常吸除部分组织。在前交通动脉的上方一定要充分解剖显露瘤颈。对于穿支和回返动脉应予特别注意。完全的解剖瘤颈的双侧后，夹闭和进一步的评估类似于 1 型和 2 型动脉瘤，有区别的是，瘤夹跨过从前交通动脉后部进行夹闭（图 6.9）。

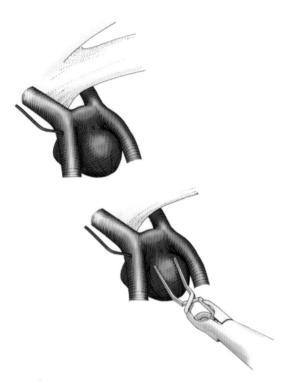

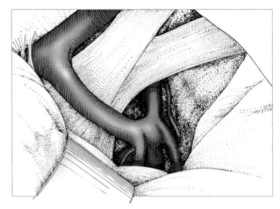

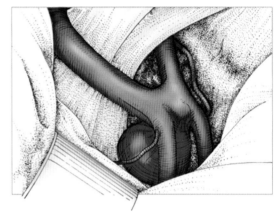

图 6.7　对于类型 3 的动脉瘤，从它前面看时，后面的情况常常被低估，使用弯曲的动脉瘤夹才能确保其完全夹闭。

图 6.8　位于双侧 A2 段后面的前交通动脉瘤（4 型），左侧入路。瘤颈位于 A2 的后面，需要在前交通动脉上方进行显露解剖。

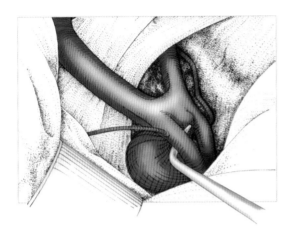

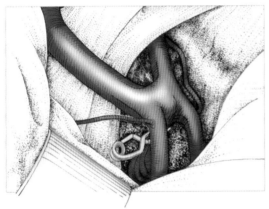

图 6.9　在 A1–A2 交界处的后面对瘤颈进行显露解剖，瘤夹亦放置在 A1–A2 交界处的后面。

6.1.3　特殊病例

有时由发育不良的前交通动脉的膨大部形成几个动脉瘤(图 6.10)，每个动脉瘤夹闭的同时，会使膨大的前交通动脉缩窄，从而达到正常生理直径的大小。想要不影响到 A2 的起始部位是不可能的，由于 A1 的发育不对称，常常前交通动脉供应对侧 A2，而且有很多重要穿支动脉是由前交通动脉的背侧发出，所以夹闭动脉瘤时不要使前交通动脉闭塞。

在处理上巨大的或复杂的动脉瘤需要个性化的策略，在细节处理上不可能一样[3-5]。一定要判断在直接夹闭时能否容易控制。大部分复杂的动脉瘤能够直接夹闭，但在手术过程中，需要临时阻断双侧 A1 和 A2，因为重新恢复血供需要时间（常常要使用多个瘤夹），所以在阻断前需要使用保护神经药物。

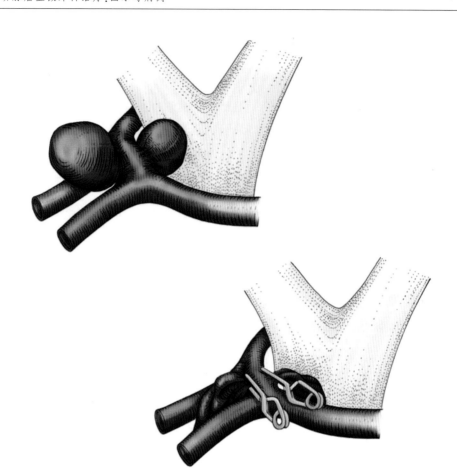

图 6.10　多个动脉瘤从发育不良的前交通动脉上形成,分别夹闭各个瘤颈。

6.2　A2-胼周动脉瘤

6.2.1　概述

　　大脑前动脉远端动脉瘤通常起源于胼周动脉的起始部,它们相对少见,在颅内动脉瘤中所占的比例是 1%~3%。虽然不像前交通动脉那样明确,但供血动脉的不对称在其病理生理的形成中起到重要作用。Huber 等[6]、Perlmutter 和 Rhoton[7]认为,不对称的 A2(单

数目的 A2)对胼周动脉起始部形成动脉瘤的风险尤为相关。

　　胼周动脉瘤特别符合显微外科手术入路,这是因为它处于相对外周的位置,尽管现在受到血管内治疗技术[8]发展的挑战。对于手术入路,仅仅只有经纵裂入路可选,这是一种很常用的手术入路,然而,几乎是微不足道的[9,10]。在过去,胼周动脉瘤较其他部位动脉瘤的手术效果要差。Thomas 和 Paterson[11]曾报道一篇蛛网膜下隙出血的患者术后致死率和致残率大约在 25%左右。回顾性分析发现,那时缺乏影像的引导,应用较大的手

术入路会造成更大的创伤。在脑脊液没有释放的情况下造成牵拉损伤、静脉血管的损伤，最终造成手术区域的血管痉挛，产生更多的并发症。

这些危险和并发症引起了现代微创外科手术的关注。使用影像导航可以观察到不同起源和行程的胼周动脉。对于未破裂的动脉瘤先做腰穿释放脑脊液，因为在术中此入路没有释放脑脊液的空间。通过腰穿脑脊液的释放可以使脑组织充分松弛塌陷。

手术入路的细节部分在前面已描述过，但对于从哪一侧开颅在此要重复几点。因为大脑镰处于胼胝体上方约 2cm 处，从任何一侧都可以到达双侧胼周动脉。典型的胼周动脉瘤起始部紧靠近矢状面，但有一些更朝向扣带回（常常伴随脑内血肿），还有一些动脉瘤指向中线。在造影和 3D 重建的基础上选择手术入路，这样可以直接到达基底而不需要围着动脉瘤顶做过多操作。对于脑内有血肿这种情况，可考虑选择血肿那一侧开颅。但这种说法有争议，因为由胼周动脉瘤破裂形成的血肿从对侧入路也能够清除。

6.2.2　胼周动脉瘤的解剖与夹闭

辨认胼周动脉远端后，沿胼周动脉向近端解剖找到动脉瘤颈部和胼缘动脉（图6.11）。通常从胼周动脉远端分离远端的动脉瘤颈部比较容易。另一方面，连接胼周动脉的动脉瘤颈基底部经常比较宽。因此，沿胼周动脉分离近端的动脉瘤颈部时需要小心。

适当地解剖了动脉瘤颈部后，根据手术

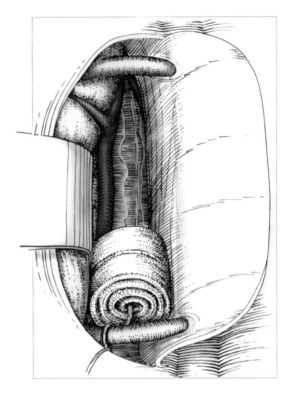

图 6.11　纵裂入路从左侧进入观察到右侧胼周动脉瘤，确认胼胝体上动脉分支（胼周动脉）的左和右。

前预测及手术中观察到的情况选择与基底部相匹配的动脉瘤夹夹闭动脉瘤。通常使用向上弯曲的或成角的动脉瘤夹，这都归结于动脉瘤颈的方向（图 6.12）。试验性夹闭后，瘤夹的位置需仔细检查以确认动脉瘤夹闭完全以及保留载动脉。上面提及这些动脉通常是宽颈，想在胼缘动脉不受影响的情况下，完全夹闭动脉瘤几乎不可能。如果术中血管多普勒彩超和（或）荧光（ICU）血管造影显示胼周动脉血流缺失，那么应将动脉瘤夹稍微向瘤顶方向平行移动一点。第一次夹闭动脉瘤在移动位置后，向胼周动脉远端残余的瘤颈可以加用一个小动脉瘤夹夹闭。

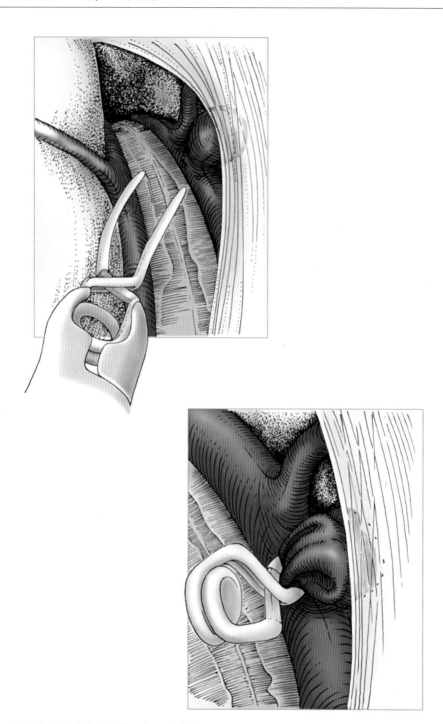

图 6.12   确认并解剖动脉瘤颈后使用弯的动脉瘤夹夹闭，检查以确保动脉瘤完全夹闭和胼周动脉血流通畅。

6.2.3 特殊情况

Huber 和同事[6]指出,血供不对称性的 A2 段动脉(特别是 A2 段动脉不成对)在胼周动脉瘤的形成中扮演重要的角色。这些不成对的胼周动脉(也叫不成对的 A2 段动脉)供血双侧大脑皮层。在外科手术及微创外科技术中,除了大面积脑梗死的风险外,其他很少有影响。

6.3 近端的大脑前动脉瘤(A1段动脉瘤)

6.3.1 概述

位于前交通动脉前面的大脑前动脉瘤较少见,约占所有动脉瘤的 0.5%。这些动脉瘤通常表现为蛛网膜下隙出血。它们较小,通常只有 4~7mm 之间。这些动脉瘤常常起自于 A1 段动脉后侧壁,与穿通动脉起始部相关。然而有些 A1 段动脉瘤解剖因素跟 A1 段开窗有关。Suzuki 及其合作者[12]根据动脉瘤起始部与 A1 段动脉的关系,将这些动脉瘤划分为 5 类:①起源于 A1 段动脉与穿通动脉交接点;②直接起源于 A1 段动脉;③接近于 A1 开窗段末端;④起源于 A1 段动脉与皮层分支动脉交接点;⑤梭形动脉瘤。

当制订 A1 段动脉瘤治疗方案时,注意血管不正常的可能性很重要。分离动脉时保持 A1 段动脉完全不受影响也许是不可能的。起源于穿通动脉的动脉瘤患者,在解剖及夹闭后这些穿通动脉通常会闭塞。已报道的例子数量太少故最终结论仍有待商榷。我们认为与 M1 段动脉瘤手术比较时,造成的穿支损伤的可能性更低。

6.3.2 分离与夹闭

这类动脉瘤的手术入路与前交通动脉瘤相同。术前应做到动脉瘤的形态位置在心中有数。典型的与穿通动脉相关的动脉瘤(图 6.13),瘤顶常常指向上或向后。解剖与分离 A1 段动脉时,造成动脉瘤损伤破裂的风险较小。

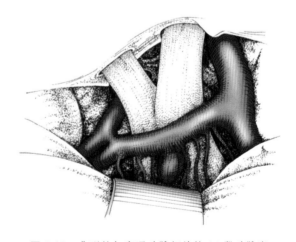

图 6.13 典型的与穿通动脉相关的 A1 段动脉瘤。

参考文献

1. Kashimura H, Kubo Y, Ogasawara K, Kakino S, Yoshida K, Ogawa A. Easy dissection of the inter-hemispheric fissure for treatment of the anterior communicating artery aneurysm by the pterional approach. World Neurosurg. 2010;73:688–90.
2. Suzuki M, Fujisawa H, Ishihara H, Yoneda H, Kato S, Ogawa A. Side selection of pterional approach for anterior communicating artery aneurysms–surgical anatomy and strategy. Acta Neurochir (Wien). 2008;150:31–9.
3. Dengler J, Kato N, Vajkoczy P. The Y-shaped double-barrel bypass in the treatment of large and giant anterior communicating artery aneurysms. J Neurosurg. 2013;118:444–50.
4. Mirzadeh Z, Sanai N, Lawton MT. The azygos anterior cerebral artery bypass: double reimplantation technique for giant anterior communicating artery aneurysms. J Neurosurg. 2011;114:1154–8.
5. Sano H. Treatment of complex intracranial aneurysms of anterior circulation using multiple clips. Acta Neurochir Suppl. 2010;107:27–31.
6. Huber P, Braun J, Hirschmann D, Agyeman JF. Incidence of berry aneurysms of the unpaired peri-callosal artery: angiographic study. Neuroradiology. 1980;19:143–7.
7. Perlmutter D, Rhoton Jr AL. Microsurgical anatomy of the distal anterior cerebral artery. J Neurosurg. 1978;49:204–28.
8. Hui FK, Schuette AJ, Moskowitz SI, Spiotta AM, Lieber ML, Rasmussen PA, et al. Microsurgical and endovascular management of pericallosal aneurysms. J Neurointerv Surg. 2011;3:319–23.
9. Kawashima M, Matsushima T, Sasaki T. Surgical strategy for distal anterior cerebral artery aneurysms: microsurgical anatomy. J Neurosurg. 2003;99:517–25.
10. Lehecka M, Dashti R, Lehto H, Kivisaari R, Niemelä M, Hernesniemi J. Distal anterior cerebral artery aneurysms. Acta Neurochir Suppl. 2010;107:15–26.
11. Thomas DG, Paterson A. Results of surgical treatment of pericallosal aneurysms. J Neurol Neurosurg Psychiatry. 1975;38:826.
12. Suzuki M, Onuma T, Sakurai Y, Mizoi K, Ogawa A, Yoshimoto T. Aneurysms arising from the proximal (A1) segment of the anterior cerebral artery. A study of 38 cases. J Neurosurg. 1992;76:455–8.

推荐阅读

Dashti R, Hernesniemi J, Lehto H, Niemelä M, Lehecka M, Rinne J, et al. Microneurosurgical management of proximal anterior cerebral artery aneurysms. Surg Neurol. 2007;68:366–77.

Hino A, Fujimoto M, Iwamoto Y, Oka H, Echigo T. Surgery of proximal anterior cerebral artery aneurysms. Acta Neurochir (Wien). 2002;144:1291–6; discussion 1296.

Lee JM, Joo SP, Kim TS, Go EJ, Choi HY, Seo BR. Surgical management of anterior cerebral artery aneurysms of the proximal (A1) segment. World Neurosurg. 2010;74:478–82.

Wanibuchi M, Kurokawa Y, Ishiguro M, Fujishige M, Inaba K. Characteristics of aneurysms arising from the horizontal portion of the anterior cerebral artery. Surg Neurol. 2001;55:148–54; discussion 154–5.

第 **7** 章

大脑中动脉瘤

7.1 大脑中动脉分叉处动脉瘤

7.1.1 概述

大脑中动脉(MCA)瘤多发生于动脉分叉的外周,靠近颅面。它们往往是宽颈的,很少导致颞叶或侧裂内血肿(可与 7.2 章节比较)。这些因素有利于完成显微外科手术入路操作,虽然许多大脑中动脉瘤也能使用现代血管内介入技术治疗[1,2]。

动脉瘤的位置和指向对手术入路制定很重要。早期制订一个手术入路,常见的侧裂入路就是先确认 M2 段,向后分离至血管分叉处寻找动脉瘤颈部。

为了安全有效地控制大脑中动脉瘤,仔细制订手术入路的重要性不言而喻。对于动脉分叉与动脉瘤基底部位置关系要做到心中有数。最常见的是向下指向(1 型),瘤顶伸入颞叶(图7.1),或指向侧方(2 型),动脉瘤或多或少沿

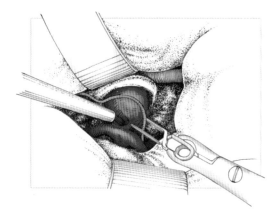

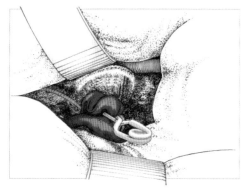

图 7.1 位于左侧的类型 1 动脉瘤,瘤顶指向颞叶的大脑中动脉分叉部动脉瘤。注意颞前动脉环绕动脉瘤周边。在这种情况下,外侧裂内的主要静脉引流位于外侧裂内部,整个静脉引流是不典型的。从动脉瘤颈部分离了颞前动脉后,夹闭动脉瘤瘤夹的位置。动脉瘤夹平面与动脉分叉处平面几乎水平。

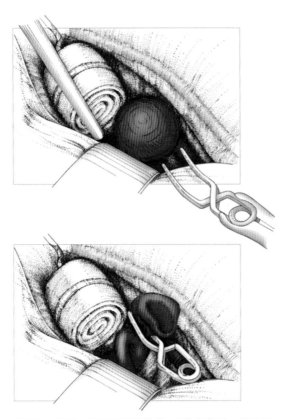

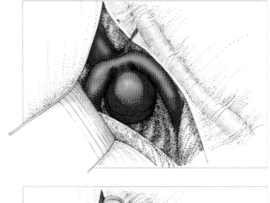

图 7.3　位于右侧的 3 型动脉瘤。瘤顶位于 M2 上干和下干之间。夹闭方向与 M2 分支平面垂直。

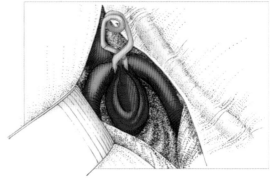

图 7.2　位于右侧的 2 型动脉瘤。动脉瘤实质上就是沿 M1 血流方向延伸，瘤体位于外侧裂内。卷曲的棉片可以支撑起打开的外侧裂间隙，以减轻牵开器对脑组织的压力。最后瘤夹叶片位于 M2 分支平面水平。

M1 段向侧方延伸(图 7.2)。后者瘤体位于外侧裂裂隙内。3 型动脉瘤体位于 M2 主干分支之间(图 7.3)。4 型动脉瘤少见，向上指向伸入额叶 (图 7.4)。手术入路应避免从瘤顶方向分离。因此，对于常见指向的 1 型和 2 型动脉瘤，最初的侧裂解剖方向应沿额叶盖部向下

追溯 MCA 上干分离。当使用牵开器牵开颞叶盖部时，必须注意瘤顶的指向。

　　少见的指向额叶的动脉瘤手术应与上述标准策略不同。有颞叶血肿的亦不可使用标准策略，如同 Heros[3] 和 Ogilvy [4]的建议沿颞上回进入更合适。

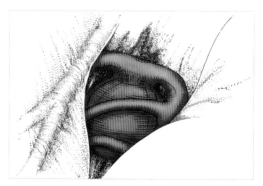

指向额叶的干和投影

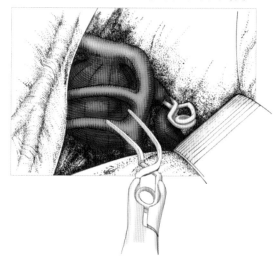

图 7.4　位于左侧的 4 型动脉瘤。瘤顶位于 M2 段上干后面，指向额叶。临时夹闭 M1 段，然后使用一个弯曲度与上干吻合的动脉瘤夹夹闭瘤颈。

7.1.2　分离和夹闭

打开硬脑膜之后，从侧裂静脉的额叶侧逐步分离外侧裂。跨越外侧裂的 1 到 3 支静脉通常电凝后必须切断。为了分开颞叶和额叶，全程解剖外侧裂下至蝶骨嵴是很重要的。此阶段在充分的解剖时可以避免后来过度牵压额叶盖部。确认大脑中动脉上干在外侧裂深部，进一步沿着该血管逆行找到大脑中动脉分叉处。

了解 M1 段走形及动脉瘤体指向对于安全的近端控制来说很重要。大多数大脑中动脉瘤瘤体指向于颞叶，少量偏向额叶。因此近端控制获得通常是沿着大脑中动脉上干解剖出大脑中动脉分叉处。确认 M1 段，M1 段高血流量情况下在主干分支之间，M1 段血流量低的情况下在上干前面。

无论哪种情况下，我们倾向于行大脑中动脉瘤夹闭手术时不使用牵开器牵拉脑组织。但是，有时脑组织肿胀明显，以至于不使用牵开器牵拉额叶盖部，就不能获得充分的手术空间。颞叶盖部常常遮挡指向颞叶的动脉瘤，在夹闭动脉瘤期间，这时使用小的脑压板牵拉颞叶盖部，有时就很有必要。

只要动脉瘤颈大于 M1 段直径，一般就需要临时夹闭 M1 段。当施行临时夹时，必须分离外侧豆纹动脉起始部。

1 型的动脉瘤夹的位置应在大脑中动脉分叉处前方，2 型的动脉瘤夹的位置则应在动脉分叉夹闭。动脉瘤夹大概位于与动脉分叉处平面平行(图 7.1)。由于这两种指向的动脉瘤颈并不是与 M2 段血管干直接粘连,因此解剖动脉瘤颈就相对容易些。

无论 1 型还是 2 型的动脉瘤,均需注意颞前动脉。颞前动脉通常发自 M1 远端,然后环绕动脉瘤颈或体部。颞前动脉必须从瘤颈处分离,以免误夹。颞叶前动脉若被夹闭则可导致颞前外侧叶梗死。

另一方面,瘤体位于 M2 段血管之间的 3 型的动脉瘤,更重要的是在夹闭动脉瘤之前分离开 M2 血管干。动脉瘤夹大概位于与分叉处平面垂直方向(图 7.3)。

瘤体指向上的 4 型动脉瘤少见,需从大脑中动脉主干前方靠额叶方向解剖。外侧豆纹动脉起始部通常接近动脉瘤颈部,因此分离及夹闭动脉瘤时需特别注意(图 7.5)。

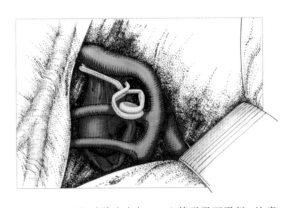

图 7.5 4 型的动脉瘤夹与 M2 血管干平面平行。注意避开豆纹动脉,这些豆纹动脉起始部通常接近动脉瘤颈部(图未显示)。

7.2 大脑中动脉近端动脉瘤(M1)

7.2.1 概述

虽然有关解剖学的分类存在争议,但多数神经外科医师认为大部分大脑中动脉瘤应按主要动脉分叉处的动脉瘤分类[5]。大脑中动脉 M1 段近端动脉瘤相对少见,此类动脉瘤再分为下壁动脉瘤和上壁动脉瘤[6,7]。下壁动脉瘤邻近颞叶前动脉或 M1 段额叶分支(图 7.6)。上壁动脉瘤局部邻近豆纹动脉,夹闭这类动脉瘤有造成豆纹动脉闭塞的风险。在 M1 段邻近大脑前动脉段的地方很少发现夹层动脉瘤和梭形动脉瘤。

M1 段动脉瘤手术入路不同于大脑中动脉分叉处动脉瘤。相对于典型的大脑中动脉分叉处动脉瘤对于 M1 段动脉瘤而言,小骨窗侧裂入路并无优势,M1 段动脉瘤需翼点入路。M1 段动脉瘤相比分叉处动脉瘤需要更好的术野暴露,这是因为外科医生需要在动脉分叉处周围进行解剖操作并施行瘤夹。当经侧裂入路时,向近心端解剖侧裂至蝶骨嵴以便于获得充分的手术空间。

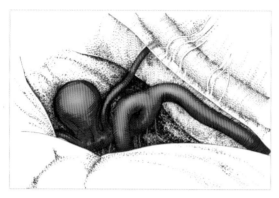

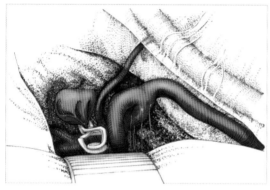

图 7.6　右侧 M1 段下壁动脉瘤，位于额支及颞前动脉之间，最终的瘤夹位置。

7.2.2　分离与夹闭

下壁动脉瘤的分离与夹闭是笔直方向。分离包括从瘤颈分离近端的分支动脉，例如颞前动脉。

上壁动脉瘤暴露有些困难，而且解剖邻近的豆纹动脉较为困难，尤其是因为这些动脉瘤通常是相对宽颈，有的甚至部分与豆纹动脉起源处融合。夹闭方法相同，在有损伤豆纹动脉潜在危险时，夹闭动脉瘤后通常注意确认豆纹动脉。由于术野狭窄和深，术中显微多普勒及吲哚青绿(ICG)造影的使用受到限制。

7.3　大脑中动脉瘤合并颅内血肿

7.3.1　特殊临床情况

大约 1/3 破裂的大脑中动脉瘤表现为急性颅内血肿。由于颞叶血肿及蛛网膜下隙出血，相对较小的血肿即可引起危急的占位效应如中线偏移，导致意识障碍[8]。出血量超过 20mL 就应认为是危急状况。紧急清除血肿必须视患者临床情况及出血量而定。导致颅内出血的大脑中动脉瘤瘤体一般比平均数要大，大部分在 10mm~15mm 之间。小动脉瘤引起颅内出血非常少见。既往蛛网膜下隙出血可以导致动脉瘤及软脑膜之间粘连，可以作为小动脉瘤引起颅内出血一个合理的解释。合并颅内颞叶出血的低级别动脉瘤患者在清除血肿并治疗稳固动脉瘤后，有令人惊讶地较好恢复。但是侧裂内有血肿的患者通常会出现迟发性缺血，几乎都是预后欠佳[9,10]。

7.3.2　术前检查准备和显微外科手术适应证

清除血肿和消除动脉瘤是有时间紧迫性的。通常蛛网膜下隙出血后常规血管进行造影检查，由于患者的神经功能情况及康复概率，有时并不能施行。因此就需要限制深昏迷或昏睡患者进行一些术前检查，而进行手术所需信息的 CT 平扫：血肿的位置(颞叶，侧裂或者额叶)能够提供必要的信息——关于动脉瘤瘤体方向与大脑中动脉分叉处的关系。大约 60% 的血肿位于颞叶，表明为指向颞叶的 1 型的动脉瘤(图 7.7 和 7.8)。在侧裂里，M1 和 M2 的主干起始部都位于动脉瘤额侧。相比较，血肿完全或大部分位于侧裂内并占 20%~30%。通过确认血肿中后部轮廓，侧裂内血肿可以从 CT 扫描与颞叶血肿明显区分。弯曲的血肿边界表明是颞叶内血肿；相反，血肿中后部为波浪形，表明是侧裂内血肿（窗帘征）(图 7.9)。侧裂内血肿考虑为 2 型或 3 型的动脉瘤，瘤体位于侧裂内，此种情况需要小心地从额盖部到达大脑中动脉分叉处（图 7.10)。不足 10% 的血肿清楚地显示位于额叶，为指向上方的 4 型的动脉瘤，还有就是 M2 分支均定位动脉瘤的颞侧。

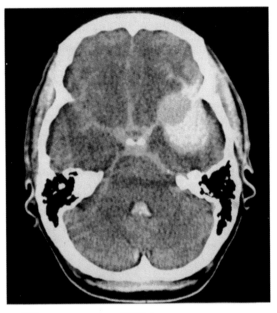

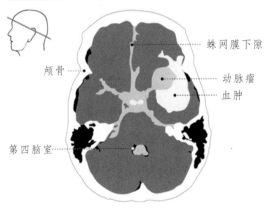

蛛网膜下隙

颅骨

动脉瘤

血肿

第四脑室

图 7.7　典型的左侧颞叶内血肿，证明是 1 型的动脉瘤。

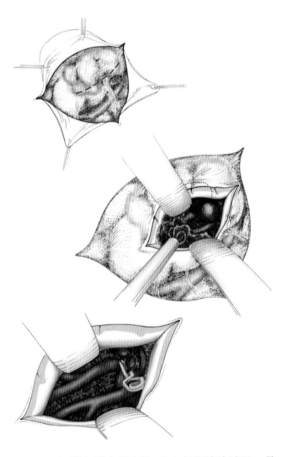

图 7.8　经颞上回达到血肿，小心仔细清除减压。暴露分叉处，在 M2 分支上方夹闭动脉瘤。

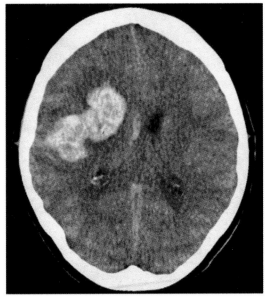

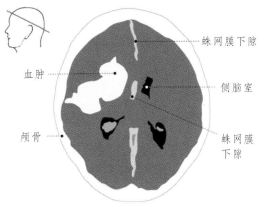

图 7.9 典型的右侧侧裂内血肿考虑 2 型或 3 型动脉瘤。血肿中后部为波浪形,表明是侧裂内血肿。

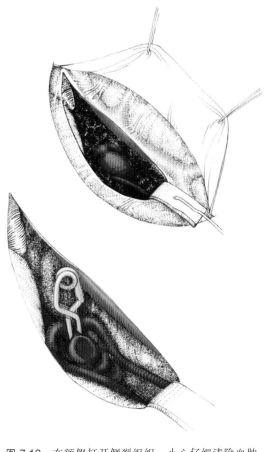

图 7.10 在额侧打开侧裂组织,小心仔细清除血肿,发现 3 型的动脉瘤瘤体位于 M2 分支之间。动脉瘤夹的方向与动脉分叉平面垂直。

如果患者情况危急,进行性瞳孔散大者,没有进一步确诊检查时,可行普通 CT 扫描检查并协助诊断,然后患者直接推入手术室。进行性瞳孔散大者推荐使用 50~100g 甘露醇。另一方面,在神经外科入院后即进行 CT 诊断,完成普通 CT 扫描后再行 CTA 检查对于诊断动脉瘤很有作用。

7.3.3 体位与入路

肩部软垫垫高,头向对侧旋转 60°。在清除血肿前不建议行脑室穿刺外引流,同时禁忌椎管引流。我们推荐昏迷的患者进行去骨瓣减压,但该建议仍有争议。如果一期回纳骨瓣,当术后中线偏移 10mm 以上或颅内压增高,那么将有约 50% 的患者需要二次手术减压。

打开硬脑膜的方法此时很关键。如果硬

脑膜张力高，直接打开硬脑膜可能导致动脉瘤再发生快速破裂。我们可以给予 500~1000mg 硫喷妥钠用以短暂降低血压，这时再打开硬脑膜，清除血肿和控制载瘤动脉。有较大的血肿时，通过血肿腔控制载瘤动脉是最快最有效的途径。对于颞叶内血肿，可以通过血肿腔到达侧裂静脉颞侧[4]。有侧裂内血肿的情况，最好的入路是通过侧裂间隙，靠解剖侧裂静脉额侧进入。侧裂内血肿可以直接清除，但需谨慎小心，因为完全清除可能更容易损伤大脑中动脉分支。

7.3.4 解剖与夹闭

接下来控制 M1 段，分离动脉瘤颈部，确认 M2 段分支主干。多数情况下从额侧向颞侧夹闭，夹子位于大脑中动脉分叉处上方，并与分叉处平面平行。1 型或者 2 型的动脉瘤瘤体与颞叶内血肿或侧裂内血肿相连，从上方夹闭且动脉瘤夹与 M2 段平面平行（图 7.8）。3 型的动脉瘤夹闭方向与动脉分叉处平面垂直，且在 M2 分支之间夹闭（图 7.10）。

7.3.5 术后护理

前面已提到，昏迷的患者建议去骨瓣减压。另外，GCS 评分小于或等于 12 分时，患者应于术后 6 小时在 CT 引导下安置脑室外引流。

参考文献

1. Brinjikji W, Lanzino G, Cloft HJ, Rabinstein A, Kallmes DF. Endovascular treatment of middle cerebral artery aneurysms: a systematic review and single-center series. Neurosurgery. 2011;68:397–402.
2. Rodríguez-Hernández A, Sughrue ME, Akhavan S, Habdank-Kolaczkowski J, Lawton MT. Current management of middle cerebral artery aneurysms: surgical results with a "clip first" policy. Neurosurgery. 2013;72:415–27.
3. Heros RC, Ojemann RG, Crowell RM. Superior temporal gyrus approach to middle cerebral artery aneurysms: technique and results. Neurosurgery. 1982;10:308–13.
4. Ogilvy CS, Crowell RM, Heros RC. Surgical management of middle cerebral artery aneurysms: experience with transsylvian and superior temporal gyrus approaches. Surg Neurol. 1995;43:15–22; discussion 22–4.
5. Ulm AJ, Fautheree GL, Tanriover N, Russo A, Albanese E, Rhoton Jr AL, et al. Microsurgical and angiographic anatomy of middle cerebral artery aneurysms: prevalence and significance of early branch aneurysms. Neurosurgery. 2008;62(5 Suppl 2):ONS344–52.
6. Ha SK, Lim DJ, Kang SH, Kim SH, Park JY, Chung YG. Analysis of multiple factors affecting surgical outcomes of proximal middle cerebral artery aneurysms. Clin Neurol Neurosurg. 2011;113:362–7.
7. Paulo MS, Edgardo S, Fernando M, Pablo P, Alejandro T, Verónica V. Aneurysms of the middle cerebral artery proximal segment (M1). Anatomical and therapeutic considerations. Revision of a series. Analysis of a series of the pre bifurcation segment aneurysms. Asian J Neurosurg. 2010;5:57–63.
8. Tapaninaho A, Hernesniemi J, Vapalahti M. Emergency treatment of cerebral aneurysms with large haematomas. Acta Neurochir (Wien). 1988; 91:21–4.
9. Otani N, Takasato Y, Masaoka H, Hayakawa T, Yoshino Y, Yatsushige H, et al. Surgical outcome following decompressive craniectomy for poor-grade aneurysmal subarachnoid hemorrhage in patients with associated massive intracerebral or Sylvian hematomas. Cerebrovasc Dis. 2008;26:612–7.
10. Bohnstedt BN, Nguyen HS, Kulwin CG, Shoja MM, Helbig GM, Leipzig TJ, et al. Outcomes for clip ligation and hematoma evacuation associated with 102 patients with ruptured middle cerebral artery aneurysms. World Neurosurg. 2013;80:335–41.

第 **8** 章
颈内动脉瘤

颈内动脉(ICA)的动脉瘤根据位置可分为近段动脉瘤或床突旁动脉瘤、中段动脉瘤和末段动脉瘤。颈内动脉瘤可能与颈内动脉(ICA)分支有关,比如眼动脉、后交通动脉(Pcom)、脉络膜前动脉(AChA),但相当一部分比例与侧支不相关。颈内动脉的动脉瘤可以表现为巨大,并表现为视神经压迫。

很小的血泡样动脉瘤也发生在颈内动脉,表现为典型的蛛网膜下隙出血。虽然可以采用开颅包裹技术治疗,但是文献推荐介入支架或血流转流治疗是目前的趋势,所以在本章节对此类动脉瘤不做详细阐述。

如果伴有蛛网膜下隙出血的囊状颈内动脉瘤根据瘤颈构造,通过血管内治疗被认为是合理的话,那么对于压迫视神经或引起动眼神经麻痹的颈内-后交通动脉瘤的最佳治疗方法则存在争议。显微夹闭术一方面可以立即减压,为恢复视力创造最佳条件;另一方面,也有相当一部分的报道,血管内治疗对视力丧失及动眼神经麻痹的恢复有显著疗效。然而,对于大型和巨型动脉瘤应用血管内治疗对于早期并发症及远期的稳定性都是令人失望的。在这种情况下,如果动脉瘤的具体解剖利于显露及夹闭,我们建议显微夹闭术为最佳选择。

8.1 颈内-眼动脉瘤

8.1.1 概述

颈内-眼动脉瘤是常见的最重要的亚型床旁动脉瘤。他们常常位于颈内动脉背侧并指向视神经,表现为单侧视力丧失或者合并蛛网膜下隙出血。通常动脉瘤压迫视神经一般具有较大的直径,这对显微手术入路是一个特别的挑战。

超过90%的眼动脉起源于颈内动脉的硬膜下段。然而,为了完全暴露动脉瘤基底和部分的眼动脉我们需要磨除前床突,由于扩大的骨切除会给手术带来一些新的风险,所以我们不推荐常规和盲目的使用。一些颈内-眼动脉瘤的瘤体部分位于海绵窦内。术后海绵窦内的瘤颈残留部分可以通过血管内治疗方法对其进行良好的处理,所以术中扩大到海绵窦的解剖就不是必要的。

颈内-眼动脉瘤手术存在一个独特的挑战:在分离和夹闭过程中不可获得近端控制。近端控制是非常重要的,不仅是在动脉瘤破裂控制出血,还在施夹过程中降低动脉瘤内压力。在大型颈内-眼动脉瘤夹闭过程中,降低瘤内压力是非常重要的,否则在夹闭过程中,瘤颈很有可能被撕裂。

显然可以通过颈部单独的外科手术暴露颅外段颈内动脉,或者血管内球囊导管辅助对颈部颈内动脉来解决并进行控制。但是眼动脉的反流对单独阻断近端颈内动脉的帮助不大。由于面部侧支循环非常丰富,因此通常阻断颅外段颈内动脉作用不大,Batjer 及同事[1]开发了所谓的逆行吸引减压技术来处理这个问题(比较图 8.1)。在夹闭过程中,通过放置颈部颈内动脉的导管将血液吸出。目前这种方式可以通过术中血管造影或者杂交手术来实现。

除了进行吸引减压技术之外,术中采用临时的深低血压或者使用腺苷造成短暂的心脏停止来降低施夹时瘤内的压力[2,3]。这些方法比逆行吸引减压技术更简单,正确使用(主要是限制在短短几分钟)的话并发症会更少。血压正常的健康患者最多能耐受持续 5 分钟平均 40mmHg 的动脉压。如果动脉瘤与需要保护的载瘤动脉轮廓有明显的瘤颈,我们建议使用深低血压诱导。我们保留逆行吸引减压技术来治疗宽基底动脉瘤,瘤壁包含

了动脉壁的动脉瘤。

8.1.2 颈内-眼动脉瘤的解剖和夹闭

采用标准翼点入路开颅(图 8.2),详见第四章节描述。头位为稍稍过伸并向对侧旋转 45°。除非已经行脑室外引流术或世界神经联合会(WFNS)分级为 4 级或者更差,早期蛛网膜下隙出血的患者建议行腰椎置管引流。

打开硬膜前,通过释放 50~100mL 脑脊液使脑组织足够松弛,在有蛛网膜下隙出血

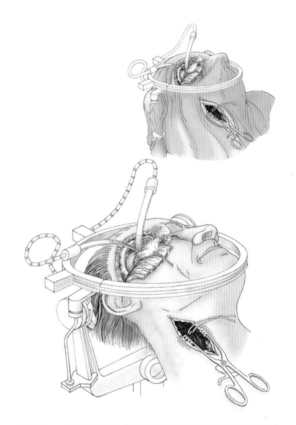

图 8.1 为了复杂眼动脉瘤同期开颅和暴露颈部颈动脉分叉(手术布局)。为复杂眼动脉瘤同期开颅入路及颈部动脉暴露细节。

的情况下，如果必要的话还可以使用甘露醇（1~2g/kg 体重）。一个大的动脉瘤需要更大的操作空间，所以外侧裂应该从浅部到床突部完全开放，这样就不需要使用牵开器对眶额皮质进行牵拉。打开颈动脉池时，谨慎操作避免撕裂动脉瘤。对于小的动脉瘤可以分离外侧裂时，局限在手术中心区域。轻柔地向上牵拉眶额皮质后，暴露近端颈内动脉和视神经。打开视交叉前池，游离视神经和颈内动脉。此时可以观察到动脉瘤瘤颈远端。如果要进一步解剖动脉瘤瘤颈，需要磨除前床突，如果分离器可以从床突旁颈内动脉上方通过，也可以不磨除。否则，应使用金刚砂轻轻磨除前床突并切开镰状韧带暴露视神经。这样就可以提供一些额外的操作空间，并且可以看到在颈内动脉向下进入海绵窦的位置。现在床突下和视神经孔处的动脉瘤颈近端已经分离完成。由于动脉瘤的遮挡，瘤体背侧没法完全看清。分离器到达骨质，说明分离已经完成。

这时，决策要取决于是否能轻柔放置瘤夹和夹闭技术。如果瘤颈比较窄，可以行短暂的诱导性降压，使用可以跨越颈内动脉顶部的直夹。另外，也可以采用如栅栏样并排使用小动脉瘤夹夹闭(图 8.3)。

如果近端控制可以在床突下进行，颈内-眼动脉瘤与其他动脉瘤另外一个不同点在于近端控制可以选择在床突下对颈内动脉进行临时夹闭。如果颈内动脉近端有足够的长度，那么就该临时夹闭近端。由于颈内动脉和眼动脉的血液反流，颈内动脉临时夹闭近端对动脉瘤瘤内压力的控制效果差距

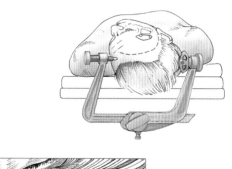
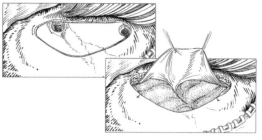
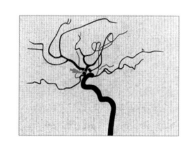

图 8.2 标准翼点开颅：头位，皮肤切口(虚线)，骨窗(实线)；硬膜打开方式；箭头示血管造影动脉瘤位置。

较大。通常解决动脉瘤瘤内压力控制不良的方法是对载瘤动脉远端进行夹闭防止血液反流，但对于颈内-眼动脉瘤远端夹闭反而会使瘤内压力增加，因为血液反流主要来自眼动脉，而且远端临时夹闭使颈内动脉血液流出受阻，使全身血压升高进而使瘤内压力增加。因此，需要仔细评估临时夹闭近端控制瘤内压力，如果达不到预期效果，建议采用上述提及的系统性降压或者前述的其他措施。

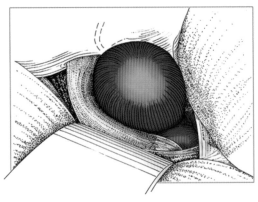

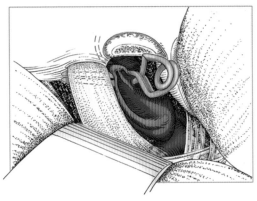

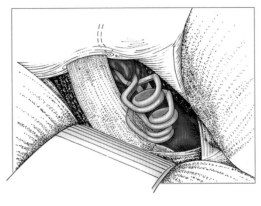

图 8.3 眼动脉瘤压迫视神经,假想的眼动脉弯曲走形,平行夹闭动脉瘤(变异 a),多动脉瘤夹垂直方向逐步夹闭动脉瘤(变异 b)。

8.1.3 注意事项

逆行吸引减压技术,无论是开放还是通过血管内途径,通常应用于宽颈或巨大动脉瘤。虽然这个操作很有用但并不是解决所有问题,它也有自己特有的并发症,比如:血栓栓塞。除了巨大动脉瘤,我们更喜欢使用系统性降压。我们发明了一种特殊的球囊辅助方法来暂时闭塞动脉瘤颈 (在第 10 章详细探讨),但是迄今的经验尚不足以评价其最终的利弊。

8.2 颈内–后交通动脉瘤

8.2.1 概述

现今,对于后交通动脉瘤,如合并颅内血肿,或者为栓塞术后复发的后交通动脉瘤,以及后交通动脉起始于动脉瘤瘤颈, 或者导致动眼神经麻痹的动脉瘤, 通常考虑开颅手术治疗,除非是多发动脉瘤。

原则上后交通动脉瘤的位置是比较明显的。因为入路提供了较大的空间,暴露也没有很大的难度。也没必要磨除颅骨或者进行明显的脑组织牵拉。而且容易近端控制,毗邻也没有重要穿支，夹闭相对简单。然而，仅通过他们在血管网中的相对毗邻位置，得出的初步结论会失去前述优势。如果不能保留载瘤动脉，就会造成严重的缺血性损害，损害程度取决于侧支循环。最坏的情况，手术的失败可能导致半球梗死。

有几点是特别需要注意的，有些失误是必须避免的。后交通动脉偶尔会非常靠近颈内动脉近端发出导致近端控制困难。为了暴露近端颈内动脉，有些情况需要磨除前床突。更困难的是宽颈动脉瘤与后交通动脉起始部融为一体。需要尽可能的保护后交通动脉，尤其是当后交通动脉直径比较粗大，因为其为大脑后动脉供血。当后交通动脉比较粗大的话，下丘脑和中脑的穿支血管起源于后交通动脉的颈内动脉侧，后交通动脉在颈内动脉后的起始部闭塞，会导致阻塞或栓塞这些重要的穿支并引起轻偏瘫。

颈内–后交通动脉瘤的另一个特殊性是患者的年龄分布情况。一方面，后交通动脉瘤好发于年轻患者，对于年轻患者，如果颈内–后交通动脉瘤没有完全消除，复发率相当高。因此使用与颈内动脉曲度匹配的弧形动脉瘤夹是一个完美的解决方案。另一方面，颈内–后交通动脉瘤易发生在老年女性。该类患者的动脉瘤颈都比较宽，并且后交通动脉偶尔会从瘤颈发出。这种情况下，需要后交通动脉残留部分漏斗状的瘤体，通过使用与颈内动脉曲度不匹配的直动脉瘤夹来实现。根据我

们的经验，老年患者这种折角的残留没有复发动脉瘤的风险。

8.2.2　解剖和夹闭

术前准备、麻醉和颈内–眼动脉瘤头位的一样。这类动脉瘤可采用小翼点入路。头位为向对侧旋转 45°并稍过伸。

根据需要来分离外侧裂。由于老年患者颈内动脉延伸屈曲，为了充分暴露颈内动脉需要完全分离外侧裂。相反，位于颈内动脉近端的动脉瘤就没有必要完全分离外侧裂，沿侧裂中点分离并打开颈动脉池就足够了。经过轻轻抬起眶额皮质，即可暴露颈内动脉近端和视神经，并分离粘连的蛛网膜。对于位于延长的颈内动脉后壁并指向上方的动脉瘤是需要用第二个牵开器轻轻地将颞极向后牵拉的。相比于大脑中的动脉瘤，常常使用一到两个牵开器是很有帮助和必要的(图 8.4)。

通常首先看到动脉瘤颈的远端轮廓。解剖分离动脉瘤颈和颈内动脉远端的夹角。脉络膜前动脉(AChA)通常在距离瘤颈几毫米处发出，在分离典型的后交通动脉瘤不存在伤害它的风险。进一步分离辨识瘤颈近端，尤其是与起源于颈内动脉后壁、随后转向内侧的后交通动脉的关系。后交通动脉起始部的辨识，主要是通过分离颈内动脉侧部及颈内动脉内侧与视交叉之间的区域。对于位于小脑幕下方的动脉瘤，在分离过程中牢记动眼

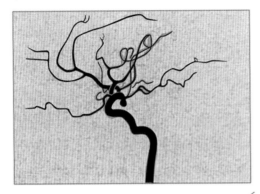

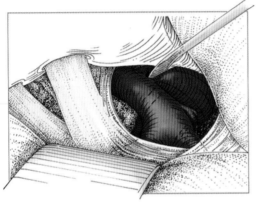

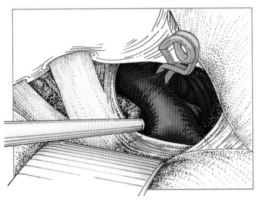

图 8.4　血管造影显示后交通动脉瘤的位置；从后交通动脉和脉络膜前动脉小心分离出动脉瘤的基底部；使用弧形动脉瘤夹到达最佳重建位置。

神经是很重要的。进一步分离必须搞清楚近端瘤颈离后交通动脉起始点有多远。

如前文所述，非常靠近颈内动脉近端的或者巨大的后交通动脉瘤，常常需要使用金刚砂磨除前床突，并去除视神经管顶部来完成近端控制。

在完成彻底分离后，我们必须制订一个夹闭计划，如果后交通动脉可以完全从瘤颈上分离下来，我们使用一个有弧度的夹子就可以完美的达到目的，而如果后交通动脉起始部无法完全从瘤颈上分离下来，我们只有使用直夹子这样就会残留小折角，作为后交通动脉的漏斗部。

推荐所有的宽颈动脉瘤采用颈内动脉的近端临时夹闭。也就是说我们推荐临时夹闭，无论瘤颈直径是否大于颈内动脉直径。

8.2.3　补充说明

最近 Sanai 及其团队[4]指出，血管内介入治疗的引入对颈内-后交通动脉瘤手术治疗的范围影响很大。目前多样的后交通动脉瘤偶尔需要包括磨除床突、脉络膜前动脉的显微分离、复杂的夹闭重建等先进技术，而血管内治疗后交通动脉瘤之前很少需要这些。

8.3　颈内-脉络膜前动脉瘤

8.3.1　概述

脉络膜前动脉(AChA)瘤在所有破裂和未破裂的动脉瘤中占 2%~4%。他们通常都比较小,表现为典型的蛛网膜下隙出血,少数表现为癫痫等症状。未破裂的脉络膜前动脉瘤,常常是以多发动脉瘤被发现的。脉络膜前动脉是给内囊供血的最终穿支。脉络膜前动脉的闭塞肯定会导致偏瘫。先前有报道脉络膜前动脉瘤手术结果令人不满意, 其主要是由于不慎夹闭脉络膜前动脉瘤导致的缺血,引起偏瘫并发症发生率高达 25%[5]。我们需要采取一切措施降低脉络膜前动脉闭塞的风险,包括术中监测来提醒手术医生做到脉络膜前动脉损伤最小化。这个位置的动脉瘤采用微多普勒和吲哚青绿(ICG)血管造影评估血管是否通畅是尤为关键的。

8.3.2　入路及夹闭

该入路和颈内后交通动脉瘤的入路一样

简单。暴露颈内动脉向远端至分叉处,因此必须充分分离外侧裂。

从脉络膜前动脉分离瘤颈至关重要,需要谨慎缓慢进行。我们建议在所有动脉瘤术中使用尼莫地平冲洗,用来防止血管痉挛,尤其是分离脉络膜前动脉时。脉络膜前动脉偶尔会由动脉瘤颈发出,这会影响完美的夹闭。这种情况下,为了保证脉络膜前动脉的血流,残留小部分动脉瘤是必要的。

如果可能的话, 应该首选弧形夹来更好的重建颈内动脉形态(图 8.5)。

8.4　前壁和后壁的巨大动脉瘤

8.4.1　概述

通常认为前壁和后壁的巨大动脉瘤的起源与侧支动脉无关, 由一些不明原因的病理血管引起。大多数临床表现主要为压迫、头痛、缺血等症状。这些动脉瘤比较罕见,因为存在潜在的血管发育不良, 所以治疗起来很麻烦。重建成正常血管形态是比较困难的。夹闭可能导致颈内动脉远端、大脑前动脉、大脑

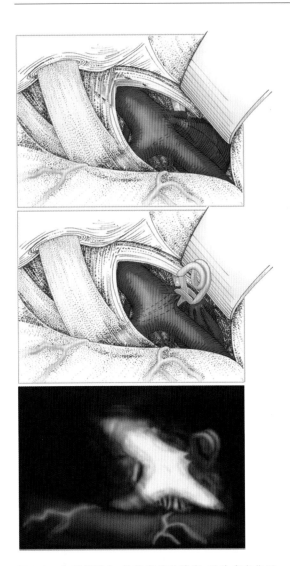

图 8.5　典型的颈内-脉络膜前动脉瘤。动脉瘤夹位置(推荐弧形夹)。术中吲哚青绿血管造影显示夹闭后脉络膜前动脉通畅。

中动脉的变直、拉长和扭曲。

Sugita 及其团队[6,7]采用多种有角度的、开窗的动脉瘤夹对后壁梭形动脉瘤进行逐步重建。Yasargil[8]则倾向于使用直夹子在颈内动脉下方夹闭。一般前壁动脉瘤采用多个直夹子栅栏状并排夹闭。

这些动脉瘤长期的主要问题是潜在血管发育不良。由于残留的瘤壁缺乏胶原蛋白,并且血管中膜缺乏平滑肌细胞,动脉瘤存在复发和再扩大的趋势。此外,为了避免血管狭窄,在血管重建时,应尽量保证血管的最大直径。虽然因为病例数太少无法给出确切数值,但是这类动脉瘤的复发率是非常高的。

如果动脉瘤复发,在侧支循环足够的情况下,可以采用血管内闭塞受累的血管段来实现根本治疗。为了使闭塞治疗达到良好的治疗效果,我们建议闭塞治疗之前,先行颅内外血管搭桥手术。这种治疗可以为长时间的缺血提供保护,但它取决于后期闭塞治疗是否必要[9]。

8.4.2　暴露和夹闭

标准翼点开颅,完全分离外侧裂提供足

够的安全操作空间。打开侧裂后,直接可以看见动脉瘤。后壁动脉瘤比较容易获得近端控制(因为先看到正常的前壁)。磨除前床突是为了更容易获得动脉瘤的近端以及近端控制。

由于动脉瘤体的遮挡,前壁动脉瘤的近端控制更困难些(图 8.6)。

如果要进行颅内外血管搭桥(EC-IC Bypass),术前应做好标准的颅内外搭桥计划。应采用标准的颞浅动脉-大脑中动脉分支搭桥。应避免使用静脉或桡动脉等移植物,因为若灌注不良会形成血栓。即使标准的颅内外搭桥术暂不需要这部分供血也应该保证通畅,因为一旦需要,几年以后仍可起作用。

脉络膜前动脉的分离和保护是至关重要的,尤其是在后壁动脉瘤。脉络膜前动脉通常起源于动脉瘤远端,靠近动脉分叉处。动脉通常被推挤到瘤体的上外侧并粘连在一起。需要花些时间将它从瘤顶完好的分离开。

在夹闭动脉瘤之前,通过暂时的近端临时夹闭和必要时进行诱导性低血压,降低瘤内压力是很重要的,就像夹闭颈内-眼动脉瘤一样。若后交通比较细小或后交通动脉起源于动脉瘤近端,临时夹闭很管用。如果不能近段控制,必须采取颈端颈内动脉临时夹闭以及通过颈部颈内动脉或血管内途径进行逆行吸引减压。

前壁动脉瘤可以通过一个平行于颈内动脉走向的大夹子和为保证安全在其上方再加一个夹子来完成夹闭(图 8.7)。由于一个夹子的闭合力无法抵抗血管壁的张力,常常需要多个夹子。多个夹子垂直于颈内动脉进行夹闭也是一种选择。由于无法精确的判断夹闭后颈内动脉的内径,所以重建时,应该尽可能宽的保留动脉内径。采用微型多普勒和 ICG 血管造影来判断是否通畅也是很重要的。

后壁动脉瘤可以使用直夹子或稍带弧度的夹子在颈内动脉下进行夹闭,虽然夹子的方向很难和颈内动脉的走形保持一致。有角度开窗的夹子常常是更好的选择,它能紧贴颈内动脉。如果使用这项技术,夹闭血管内径比预期要小。我们建议夹子向感觉正确的位

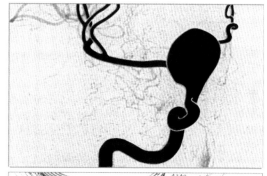

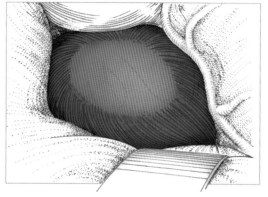

图 8.6　巨大颈内动脉前壁动脉瘤的血管造影,打开外侧裂后所见。

置更深 1mm。

8.5　颈内动脉分叉部动脉瘤

8.5.1　概述

　　颈内动脉分叉部动脉瘤占所有动脉瘤的
2%~8%。据报道,相比于其他动脉瘤它们更
容易发生在年轻患者中[10]。这类动脉瘤显微
手术治疗的难点是保护附着在瘤体及其周围
的穿支动脉。

　　颈内动脉分叉部动脉瘤非常适合血管
内治疗,在有蛛网膜下隙出血的情况下一
般考虑采用血管内治疗,除非动脉瘤瘤颈
不适合血管内治疗。这就意味着许多复杂
的病例需要显微手术治疗。对于此部位未
破裂动脉瘤治疗方式的选择讨论尤为重
要,因为这类动脉瘤常见于年轻患者而他
们需要得到一个长期稳定的解决方案。

　　显微手术治疗的主要挑战是保护颈内动
脉分叉部穿支血管。由大脑前动脉、大脑中动
脉发出的中脑穿支动脉和回返动脉通常围绕
在动脉瘤颈背侧。这个区域穿支动脉梗死的
范围变化多样,包括回返动脉梗死,电生理监

测并不可靠。尽管如此,术中监测还是必要
的,尤其是大的或其他复杂的动脉瘤,以便能
让外科医生了解大脑前动脉(ACA)和大脑中
动脉(MCA)潜在血供以及临时夹闭耐受性的
监测。

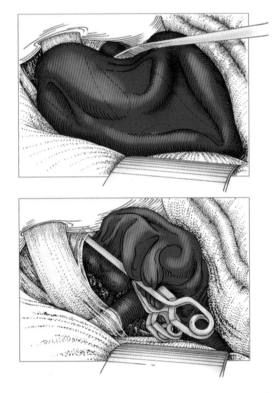

图 8.7　临时夹闭、负压吸引或诱导性低血压后塌陷
的动脉瘤;多个瘤夹进行血管重建。

8.5.2　分离和夹闭

由于颈内动脉分叉部动脉瘤相对少见，其基底部的凸起解剖结构并没有很好的研究。但毫无疑问它们也是符合前述的一般原则。大多数情况下，动脉瘤像是颈内动脉终点的延伸，轻微向上或向下倾斜，前者更常见（图 8.8）。

这类动脉瘤采用翼点入路。体位和其他的颈内动脉瘤相同。外侧裂需要完全打开，使用牵开器牵开额叶和颞叶也是必要的。

这类动脉瘤的近端控制不是问题。打开侧裂后便看见颈内动脉的末端。充分打开视交叉上池使额眶皮质后部可以移动，游离大脑中动脉近段（M1 段）和大脑前动脉前交通前段（A1 段）。

小剥离子小心地分离动脉瘤颈为夹闭做准备。尤其当使用剥离子剥离穿支动脉时，我们认为用尼莫地平冲洗是很重要的。

这个部位临时夹闭的原则和其他部位一样。如果需要完全阻断颈内动脉分叉部，那么一定要牢记穿支血管的缺血耐受性低。例如大脑中动脉分叉部能很好地耐受长时间的临时夹闭，但仍然不推荐。

这个部位动脉瘤夹使用的方向也有一定的重要性。必须做到移除牵开器后眶额皮质的位置心中有数。动脉瘤夹的头部必须位于外侧裂，否则可能会被眶额皮质重力的作用推移并挤压到 A1 或者 M1 的根部。

夹闭后，应该仔细的检查。脉瘤应完全塌陷，以便于充分看清瘤体背侧。ICG 血管造影

可以帮助判断穿支血管是否闭塞，但对微型多普勒监测穿支动脉血流的结果需要慎重地看待。由于这些穿支太小，因此不能提供有效信号，目前一些相关的探头不能肯定的区分周围穿支血管的信号。

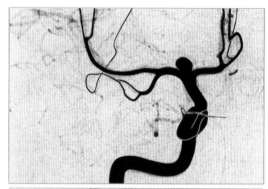

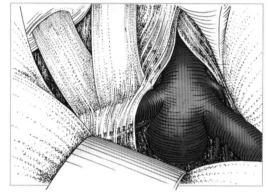

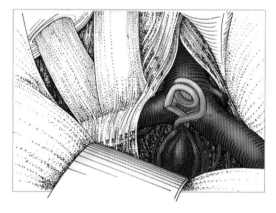

图 8.8　颈内动脉分叉部动脉瘤的血管造影。穿支动脉必须小心分离（手术视野）。动脉瘤夹位置。

参考文献

1. Batjer HH, Samson DS. Retrograde suction decompression of giant paraclinoidal aneurysms. Technical note. J Neurosurg. 1990;73:305–6.
2. Lam AM. The choice of controlled hypotension during repair of intracranial aneurysms: techniques and complications. Agressologie. 1990;31:357–9.
3. Guinn NR, McDonagh DL, Borel CO, Wright DR, Zomorodi AR, Powers CJ, et al. Adenosine-induced transient asystole for intracranial aneurysm surgery: a retrospective review. J Neurosurg Anesthesiol. 2011; 23:35–40.
4. Sanai N, Caldwell N, Englot DJ, Lawton MT. Advanced technical skills are required for microsurgical clipping of posterior communicating artery aneurysms in the endovascular era. Neurosurgery. 2012;71:285–94; discussion 294–5.
5. Cho MS, Kim MS, Chang CH, Kim SW, Kim SH, Choi BY. Analysis of clip-induced ischemic complication of anterior choroidal artery aneurysms. J Korean Neurosurg Soc. 2008;43:131–4.
6. Tanaka Y, Kobayashi S, Kyoshima K, Sugita K. Multiple clipping technique for large and giant internal carotid artery aneurysms and complications: angiographic analysis. J Neurosurg. 1994;80:635–42.
7. Sano H. Treatment of complex intracranial aneurysms of anterior circulation using multiple clips. Acta Neurochir Suppl. 2010;107:27–31.
8. Yasargil MG. Microneurosurgery, vol. 1. Stuttgart: Thieme; 1984. p. 260ff.
9. Hongo K, Horiuchi T, Nitta J, Tanaka Y, Tada T, Kobayashi S. Double-insurance bypass for internal carotid artery aneurysm surgery. Neurosurgery. 2003;52:597–602; discussion 600–2.
10. Mehrotra A, Nair AP, Das KK, Srivastava A, Sahu RN, Kumar R. Clinical and radiological profiles and outcomes in pediatric patients with intracranial aneurysms. J Neurosurg Pediatr. 2012;10:340–6.

推荐阅读

Friedman JA, Pichelmann MA, Piepgras DG, Atkinson JL, Maher CO, Meyer FB, Hansen KK. Ischemic complications of surgery for anterior choroidal artery aneurysms. J Neurosurg. 2001;94:565–72.

Grand W. Microsurgical anatomy of the proximal middle cerebral artery and the internal carotid artery bifurcation. Neurosurgery. 1980;7:215–8.

Güresir E, Schuss P, Setzer M, Platz J, Seifert V, Vatter H. Posterior communicating artery aneurysm–related oculomotor nerve palsy: influence of surgical and endovascular treatment on recovery: single-center series and systematic review. Neurosurgery. 2011;68:1527–33; discussion 1533–4.

Heros RC, Nelson PB, Ojemann RG, Crowell RM, DeBrun G. Large and giant paraclinoid aneurysms: surgical techniques, complications, and results. Neurosurgery. 1983;12:153–63.

Hokama M, Hongo K, Gibo H, Kyoshima K, Kobayashi S. Microsurgical anatomy of the ophthalmic artery and the distal dural ring for the juxta-dural ring aneurysms via the pterional approach. Neurol Res. 2001;23:331–5.

Lehecka M, Dashti R, Romani R, Celik O, Navratil O, Kivipelto L, et al. Microneurosurgical management of internal carotid artery bifurcation aneurysms. Surg Neurol. 2009;71:649–67.

Pikus HJ, Heros RC. Surgical treatment of internal carotid and posterior communicating artery aneurysms. Neurosurg Clin N Am. 1998;9:785–95.

Scott JA, Horner TG, Leipzig TJ. Retrograde suction decompression of an ophthalmic artery aneurysm using balloon occlusion. Technical note. J Neurosurg. 1991;75:146–7.

Vincentelli F, Caruso G, Grisoli F, Rabehanta P, Andriamamonjy C, Gouaze A. Microsurgical anatomy of the cisternal course of the perforating branches of the posterior communicating artery. Neurosurgery. 1990;26:824–31.

第 9 章
椎动脉及其分支血管动脉瘤

9.1 概述

大脑后循环动脉瘤大概仅占所有颅内动脉瘤的 15%，在开展血管内治疗前，手术治疗这些动脉瘤是很困难的。在已出版的重要文献中，手术相关的发病率和死亡率大约为10%，其实已经很高了。但在多数文献报道中，人们普遍认为手术相关的发病率和死亡率约为 30% 或更高。并发症的发生率高，可能与这些相对罕见的动脉瘤有关，因为特殊的入路和技术需要特殊的技巧和对特殊困难的认识。然而，显微手术治疗效果不满意的另一个原因，可能是这些载瘤动脉供血的重要组织功能，那就是脑干。分别来自伦敦和安大略省的 Drake 和 Peerless 可以说是手术治疗后循环动脉瘤经验最丰富的人[1]。

手术治疗基底动脉瘤是困难的，这也就是血管内治疗被广泛接受之前，血管内治疗被作为基底动脉瘤治疗的首选方案。90 年代

后期，在治疗相关的发病率和死亡率上，血管内治疗低于显微手术。因此，在国际蛛网膜下隙动脉瘤试验（ISAT）及随之的血管内治疗破裂动脉瘤得到广泛认可前 3~4 年，血管内治疗基底动脉瘤已经开始了，ISAT 的结果最初发表于 2002 年。

对血管内治疗技术优势的认可，并不适用于所有的后循环动脉瘤，但特别适合基底动脉瘤。在所有破裂和未破裂的后循环动脉瘤中，基底动脉分叉部动脉瘤约占 50%。其次，常见的位置是小脑上动脉（SCA）起始部和小脑后下动脉（PICA）起始部，各约占 15%。后循环囊状和梭形动脉瘤的其他好发部位，在椎动脉汇合点和小脑前下动脉（AICA）的起始部。动脉瘤很少发生在后交通动脉从大脑后动脉的起始部，同样也很少发生在大脑后动脉和 SCA、AICA、PICA 的周围部分。这些后组动脉瘤各占后循环动脉瘤的很少一部分。特殊情况是夹层动脉瘤，特别是椎动脉夹层动脉瘤、动脉扩张和巨大延长扩张的基底动脉

后的梭形椎基底动脉瘤以及后颅窝动静脉畸形的供血动脉上的动脉瘤。这些特殊动脉瘤也各占后循环动脉瘤的很少一部分。

基底动脉分叉部动脉瘤,SCA 和 AICA 起始部动脉瘤的血管内治疗已经很成熟,以致显微手术已经丧失了竞争力,显微手术不再是这些动脉瘤可选择的治疗方法。但对于椎动脉 PICA 起始部囊状动脉瘤则不同,目前血管内和显微外科治疗效果相当[2]。总体来说,仍然不清楚哪种治疗方式能提供更好的近期和远期的效果。最后,目前血管内治疗外围动脉瘤是困难的。从血管内治疗,只能牺牲载瘤动脉,这常导致供血区的小脑梗死。因此,外围动脉瘤仍然选择显微外科手术。

9.1.1　PICA 动脉瘤

PICA 的特点是起源变异很大。90%的成年人起源于所谓的椎动脉硬膜下 V4 段。约 10%的起源于颅外硬膜外的椎动脉 V3 段,或者起源于基底动脉。PICA 在后组颅神经(IX-XII)水平沿着外侧延髓走行曲折。在小脑扁桃体的前面,它形成尾环。在其进一步的走行中,PICA 走行于延髓背侧和扁桃体间,并形成一个颅环。远端部分分为两个主要分支,分别供应蚓部和小脑半球[3]。

原则上,PICA 共分为 5 部分:①延髓前段;②延髓外侧段;③扁桃体延髓段;④膜髓帆扁桃体段;⑤皮质段。穿支从前三段分出供血给后外侧延髓。前三段也称为近端 PICA,第四、五段称为远端 PICA。约有 2%的颅内动

脉瘤与 PICA 有关。临床上 PICA 动脉瘤可能表现为破裂和继发性蛛网膜下隙出血(SAH),或者出现缺血症状,或者出现占位效应,如打嗝、吞咽困难以及其他后组神经麻痹症状。

PICA 起始部的动脉瘤最常见。如前文提到的,目前血管内治疗和手术治疗都是可供选择的治疗方案。外科治疗的细节在后面的部分给出。

9.1.2　AICA 动脉瘤

解剖学上 AICA 起源于基底动脉下 1/3,在脑桥小脑角区的脑桥前区域。周围是众多的后组神经和脑干的穿支动脉。不足 1%的颅内动脉瘤可能与 AICA 有关。绝大多数小脑前下动脉瘤因 SAH 而出现症状,但巨大动脉瘤(>2.5cm)所占比例高,因脑干受压而出现症状。AICA 起始部的动脉瘤外科手术困难,这就是血管内治疗作为第一选择的主要原因。

9.1.3　椎动脉夹层动脉瘤

解剖学上,椎动脉从寰椎横突孔向前走行,从背侧和内侧上升到寰枕关节处并在枕骨髁的水平进入蛛网膜下隙。颅内夹层动脉瘤好发于近端硬膜内的椎动脉。机械应力被认为是一个病理生理因素。椎基底动脉比颈动脉更易发生夹层动脉瘤。

夹层动脉瘤可因血管闭塞或血栓栓塞、周围结构的压迫导致缺血,或破裂出现蛛网

膜下隙出血。由于脑干通常有良好的侧支循环，有椎动脉与颈动脉连接的后交通动脉的双重供血，只有在极少数情况下，椎动脉夹层才会导致血流动力学的直接改变，但血栓栓塞的并发症能导致基底动脉血栓的形成和大脑后动脉的栓塞。

目前血栓栓塞并发症可通过药物来有效的预防，非出血性夹层动脉瘤的预后相对较好。另一方面，夹层动脉瘤破裂及蛛网膜下隙出血的预后应该是非常严重的，再破裂的发生率高于囊状动脉瘤。

夹层动脉瘤的典型血管造影特征呈"串珠"状，一段扩张的动脉血管紧邻着狭窄的动脉血管，但有时只能明显看见动脉血管径的离散变化。这些变化通常只能在导管血管造影时可见，而 CT 或 MR 血管成像结果不足以看见这些细小的血管径变化。MRI 上壁间血肿的确定是诊断硬膜外动脉夹层的关键。但试图用此特征鉴别硬膜下血管夹层，结果令人失望，特别是在蛛网膜下隙出血的情况下更是如此。

椎动脉夹层动脉瘤可通过血管内治疗和显微手术治疗。对于这两种选择，治疗计划中的主要问题是动脉的连续性是否必须保留，是否能保留。血管连续性的保留可以通过血管内治疗中使用支架或血流导向装置来实现[4]。动脉连续性的保留可以通过显微手术中使用环绕夹闭或者包裹来实现[5]。

过去 10 年关于治疗颅内椎动脉夹层动脉瘤的原始文献都倾向于血管内治疗。这表明在很大程度上已经放弃了外科手术，而更

倾向于血管内治疗，也有一个明显的治疗趋势，即从栓塞载瘤动脉转向使用支架保留动脉的连续性。

治疗的主要目的是防止夹层动脉瘤的再次破裂。最简单的防止再破裂办法是栓塞载瘤动脉。通常夹层血管的分支已经因夹层而闭塞，故在权衡血管闭塞利弊时，局部分支血管的意义不大。受影响动脉的血流动力学的重要性是更需关注的。血流动力学的意义是从"无关"的动脉发育不良或良好的代偿动脉延伸到"血流动力学的本质"，描述不能牺牲的动脉。在后面这些情况下，有必要通过血管内支架或血流导向装置来保留血管的连续性。血流导向装置有闭塞穿支和紧邻夹层血管分支的风险，这正是血流导向装置必须贴敷的位置。特别需要考虑椎动脉硬膜内段向脊髓前动脉、PICA和支配背外侧延髓分支血管供血。

9.1.4　扩张延长的椎基底动脉瘤

基底动脉延长扩张通常与长期高血压和动脉硬化有关。因此，它主要影响 60~70 岁患者以后的生活。症状是由缓慢进展的脑干受压、血栓形成和穿支闭塞所致的缺血、蛛网膜下隙出血导致。

不管是血管内治疗还是显微手术，都是有缺陷的。在 20 世纪 90 年代 Anson 等[6]人发表了关于他们手术经验的文章，报道了关于动脉瘤复杂性和患者并发症的理性结果。然而，最近几年的报道传递了一个明显向血管内治疗转变的信号。由于侵袭性治疗通常风险高，应仅限于破裂并蛛网膜下隙出血的动

脉瘤。表现为缺血症状的未破裂动脉瘤应当用抗血小板聚集药物治疗。表现为占位效应的动脉瘤很难决定治疗方案。当前，介入治疗能否受益还存在疑问。

尽管缺乏风险和获益的资料，对蛛网膜下隙出血的患者，更倾向于积极治疗，但为了防止动脉瘤再破裂，我们建议将干预降到最低。有时可能找到破裂点（如囊状动脉瘤）。我们建议用支架辅助的血管内弹簧圈栓塞来保护这个部位。

9.1.5 小脑动静脉畸形供血动脉的动脉瘤

小脑动静脉畸形出血可能是供血动脉的囊状动脉瘤引起。这些动脉瘤表现为SCA、AICA 或 PICA 周围的动脉瘤。与后循环于幕上情况有所不同，供血动脉上的动脉瘤（虽然众所周知）似乎与出血的原因关系不大。Westphal 和 Grzyska[7]首先发现了后颅窝动静脉畸形的这一特征。与其他小脑动脉的周围动脉瘤相比，AVM 相关的动脉瘤可通过介入和手术闭塞载瘤动脉来治疗。

9.2 PICA 动脉瘤的显微手术

9.2.1 椎动脉 PICA 起始部动脉瘤

原则上，绝大多数 PICA 起始部动脉瘤都能通过介入和显微手术治疗。目前尚不知道哪种治疗方法更好。已发表的少数单中心的研究还不能做治疗效果的比较。许多 PICA 起始部动脉瘤都是相对宽颈的，因此介入治疗特别复杂。显微手术治疗的主要问题是非常接近后组颅神经并有损伤的风险。

对于 PICA 起始部动脉瘤来说，在最初选择治疗方法做跨学科的决定中，最重要的影响因素是：①PICA 起始部水平与椎动脉和脑干的关系；②动脉瘤的形状。显微手术很难到达脑桥前位置较高的动脉瘤，在这些情况下，血管内治疗似乎更好。另一方面，宽颈动脉瘤特别是 PICA 从动脉瘤上发出时，血管内治疗是困难的，应当选择显微手术治疗。在做治疗计划时，CT 或 MRI 血管图像三维重建是有帮助的（图 9.1）。

由于邻近后组颅神经，电生理监测（即Ⅸ到Ⅻ颅神经的体感、运动诱发电位和肌电图）是有帮助的。如果有条件，尽可能地进行此操作。

我们建议对 PICA 动脉瘤患者手术时，采用所谓的公园长椅位。通过外侧枕下骨瓣和枕骨大孔达到 PICA 动脉瘤近端（见图 9.1）。如果动脉瘤位于脑干外侧，不需要远外侧入路。如动脉瘤位于 PICA 起始部更高的位置，当位于脑干前方以及接近椎动脉汇合点时，远外侧入路可能是有帮助的[8]。保留枕骨髁的功能部分是很重要的。对位置低的动脉瘤，很少需要通过寰椎后弓的半椎板来扩大骨窗。

在弧形切开硬膜和打开小脑延髓池后，同侧小脑扁桃体稍微抬高。此时，在齿状韧带的内侧和腹侧可见椎动脉，通常在后组颅神

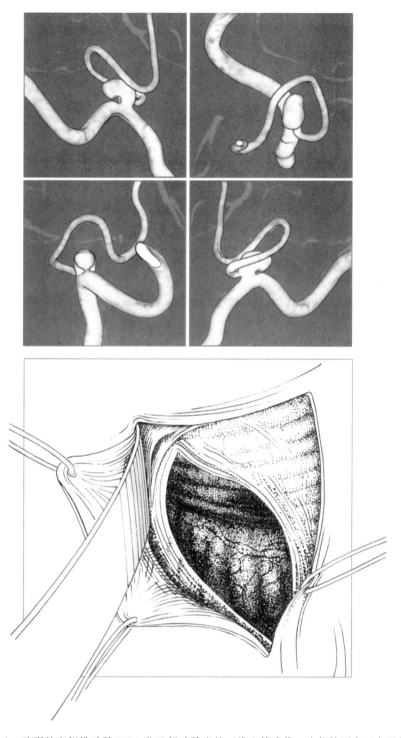

图 9.1 破裂的右侧椎动脉 PICA 分叉部动脉瘤的三维血管成像。右侧枕下旁正中开颅。

经束间可见 PICA 起始部(图 9.2)。PICA 起始部与舌咽、迷走神经接触越远，PICA 起始部与副神经和舌下神经接触越近[3,9]。为了避免损伤这些神经束，可使用有孔的或弧形的动脉瘤夹。

在动脉瘤夹闭并证实动脉瘤完全闭塞、微型多普勒和吲哚美青血管造影显示 PICA 正常后，最重要的是硬脑膜水密性缝合。硬脑膜漏是一个非常恼人的并发症，可导致假性占位效应，还可导致继发性脑积水，甚至导致颈脊髓空洞症。

9.2.2 延髓周围及外周的 PICA 动脉瘤

在并不少见的 PICA 近端的髓周动脉瘤多是宽颈和梭形的，有时手术夹闭不可能维持血管的连续性。在外周动脉瘤或与 AVM 相关的供血动脉瘤，能通过闭塞载瘤动脉来治疗，并且没有不良后果。在延髓周围的动脉瘤(特别是有大片供血区域的发达的 PICA)，必须保留血管的连续性。必须要有血管重建的计划，方式包括动脉瘤切除后行端-端吻合、PICA-PICA 侧侧吻合或枕动脉-PICA 间搭桥(图 9.3 和 9.4)。

小脑蚓部或半球分支的 PICA 动脉瘤，因它们的位置而手术治疗后并发症发生率低。入路可选枕下正中或旁正中入路行寰椎椎板切除。以弧形或 Y 形切开硬膜，在小脑扁桃体间可见到 PICA。根据动脉瘤的位置就可发现动脉瘤。

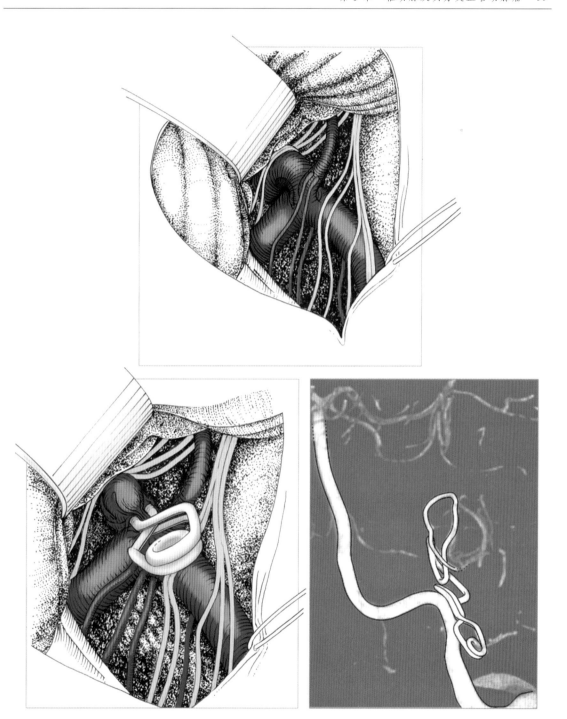

图 9.2　轻度牵拉右侧小脑扁桃体和小脑,显露椎动脉和 PICA 动脉瘤。接着仔细解剖后组颅神经,用弧形动脉瘤夹夹闭动脉瘤。术后导管血管造影。

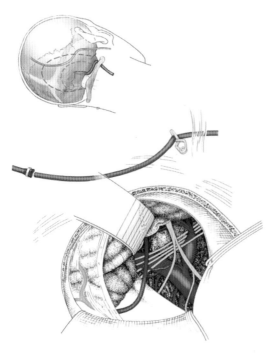

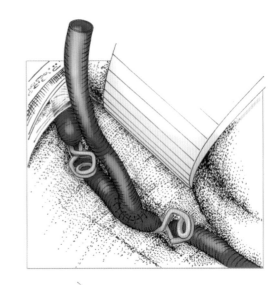

图 9.3　枕动脉(OA)示意图和发达的椎动脉,皮肤切口(红色虚线)。计划孤立髓周动脉瘤并行枕动脉–PICA搭桥重建 PICA 远端运血的开颅手术(黑色虚线)。枕动脉游离后,就可分离显露 PICA 夹层动脉瘤。

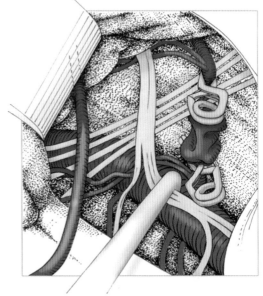

图 9.4　在 PICA 的扁桃体远端（第五）行枕动脉和PICA 搭桥。夹层动脉瘤已经孤立,最好远离 PICA 的穿支动脉。

参考文献

1. Drake CG, Peerless SJ, Hernesniemi JA. Surgery of vertebrobasilar aneurysms: London, Ontario, experience on 1,767 patients. New York: Springer; 1996.
2. Lehto H, Harati A, Niemelä M, Dashti R, Laakso A, Elsharkawy A, et al. Distal posterior inferior cerebellar artery aneurysms: clinical features and outcome of 80 patients. World Neurosurg. 2014. doi:10.1016/j.wneu.2014.06.012.
3. Rodriguez-Hernandez A, Rhoton Jr AL, Lawton MT. Segmental anatomy of the cerebellar arteries: a proposed nomenclature. Laboratory investigation. J Neurosurg. 2011;115:387–97.
4. Park SI, Kim BM, Kim DI, Shin YS, Suh SH, Chung EC, et al. Clinical and angiographic follow-up of stent-only therapy for acute intracranial vertebrobasilar dissecting aneurysms. AJNR Am J Neuroradiol. 2009;30:1351–6.
5. Uhl E, Schmid-Elsaesser R, Steiger HJ. Ruptured intracranial dissecting aneurysms: management considerations with a focus on surgical and endovascular techniques to preserve arterial continuity. Acta Neurochir (Wien). 2003;145:1073–83; discussion 1083–4.
6. Anson JA, Lawton MT, Spetzler RF. Characteristics and surgical treatment of dolichoectatic and fusiform aneurysms. J Neurosurg. 1996;84:185–93.
7. Westphal M, Grzyska U. Clinical significance of pedicle aneurysms on feeding vessels, especially those located in infratentorial arteriovenous malformations. J Neurosurg. 2000;92:995–1001.
8. D'Ambrosio AL, Kreiter KT, Bush CA, Sciacca RR, Mayer SA, Solomon RA, Connolly Jr ES. Far lateral suboccipital approach for the treatment of proximal posteroinferior cerebellar artery aneurysms: surgical results and long-term outcome. Neurosurgery. 2004;55:39–50.
9. Al-Khayat H, Al-Khayat H, Beshay J, Manner D, White J. Vertebral artery-posteroinferior cerebellar artery aneurysms: clinical and lower cranial nerve outcomes in 52 patients. Neurosurgery. 2005;56:2–10; discussion 11.

第 **10** 章
复杂动脉瘤和处理方案

10.1 概述

　　在过去的近 30 年里，许多关于动脉瘤手术技术的文献中，常常会论述到关于复杂巨大的、梭形的以及其他一些非典型动脉瘤的处理。在通过非典型入路处理一个复杂动脉瘤之前，术前风险的评估及有效的沟通是非常重要的。由于每个具体类型的复杂动脉瘤都不多见，进行标准化的常规研究是很困难的。因此，只有在医生面对一个个具体病例的时候，才对一些观点和看法进行考虑和讨论。在未取得其他有效治疗方法之前，一些未被证实有效的"对个体患者的个性化治疗"的非标准化手术技巧，通常会被接受。

　　更常见的情况是：虽然一些个案报道的方法是对个案病例本身有效，但可惜的是，因为这些报道存在偏倚：仅仅是有效的病例就报道发表了。所以这些个案报道及小宗病例无助于风险的评估及预判。另外，我们必须注意到目前治疗观点的逻辑一致的重要性不足，甚至是完全缺乏这个概念。如果一些设计好的手术步骤，能按目前已知的成功率及风险率划分为一些标准的步骤，对一些复杂的手术的风险评估就会更加精确。然而，在目前情况下，已知的标准化操作步骤之间还存在不确定性。例如：在动脉瘤栓塞术中经常使用的球囊辅助技术，在杂交手术间运用到动脉瘤塑形夹闭。然而，由于动脉瘤栓塞术需要球囊辅助阻断时间很长，手术对抗凝及抗血小板药物使用有限制，因此这项技术比单纯血管内治疗的风险更高一些。另外，夹闭和球囊之间的关系与弹簧圈和球囊之间的关系不同，夹闭术可能夹住球囊，导致球囊不能取出，甚至导致球囊破裂等情况发生。

　　目前不存在一种专门技术的报道或听起来似乎符合逻辑的观点，能为实际工作提供一个保证，这似乎是合理的。对于复杂动脉瘤而言，新的治疗方法有效率大约在 50% 左右，如果最初的治疗成功，这种方法就会应用到今后的病例当中，成功的概率就会上升。在数十个病例之后，就可以总结出方法的成功率及风险。但是,这些计划需要伦理委员会的同意。

10.2 床突旁巨大动脉瘤:球囊辅助夹闭

巨大的颈内动脉近端动脉瘤常常是手术治疗的挑战。这类动脉瘤需临时阻断局部血供以达到安全阻塞,由于眼动脉及其他分支血液反流,单纯行颈部颈内动脉及颅内段的临时阻断,通常不能使动脉瘤变得足够软。Batjer 和 Samson[1]介绍了通过颈部颈内动脉插入导尿管逆行吸引的方法(见第 8 章)。我们介绍一种复杂球囊技术,通过颈内动脉内纵行的球囊完全阻断动脉瘤血流,并达到动脉瘤减压的目的[2]。

在这个技术当中,这种乳胶球囊长为 15~20mm,将这种球囊近端及远端预先标记,置入颈动脉虹吸部,通过动脉瘤颈的近端及远端,通过造影显示完全阻断动脉瘤血流后(图10.1),然后开始解剖动脉瘤。当确认动脉瘤颈部变得柔软后,采用数枚动脉瘤夹夹闭动脉瘤,随后释放球囊压力并去除球囊。

目前这种方法已经在一些少量病例当中应用,大的血栓栓塞并发症并未发生,并且动脉瘤处理得非常好。但是有一例未破裂动脉瘤的病例,术后出现短暂的脑血管痉挛,目前

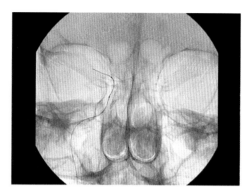
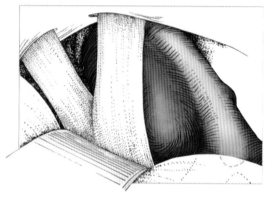
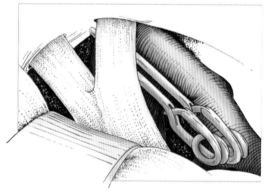

图 10.1 球囊辅助巨大床突旁动脉瘤夹闭术。球囊导管事先进入颈内动脉虹吸部,将带标记的球囊近端及远端完全覆盖动脉瘤颈部的近端及远端。使球囊膨胀,完全阻断颈内动脉及动脉瘤的血流,随后开始解剖动脉瘤。通过剥离子触诊确认动脉瘤变得柔软后再行多个大的动脉瘤夹对动脉瘤进行夹闭。

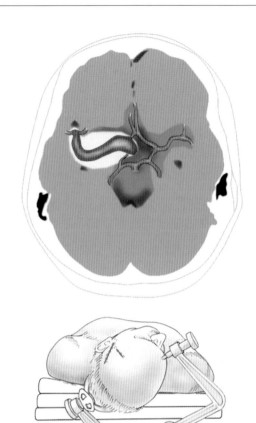

还不清楚是否与球囊的应用有关[2]。

10.3　梭形动脉瘤：搭桥和弹簧圈栓塞

　　梭形动脉瘤一般不适合直接夹闭，而是需要对相关病变段血管进行处理。通常，病变远端需行血管重建，除非球囊试验提示远端有足够的代偿[3]。需要注意的问题是从梭形动脉瘤上发出的穿支血管。在梭形动脉瘤内已经形成血栓的病例中，这些穿支动脉可以视为无功能的血管。搭桥的方法目前依然是讨论的热点，标准的颅内外血管搭桥手术（EC-IC）采用颞浅动脉引入有限的血，流入颅内。Amin-Hanjani[4-6]和他的同事系统地阐述了血流供求之间的评估方法。标准的颅内外血管搭桥手术被证实有较高的持久通畅率（图10.2和10.3），如果血流需求量高于颞浅动脉血流供应量，则需要采用静脉或桡动脉进行高流量搭桥。然而，这伴随的是较低的远期通畅率。

图10.2　梭形动脉瘤举例：左侧大脑中动脉近端（M1段）梭形动脉瘤内部分血栓形成。颞浅动脉双分支搭桥体位。

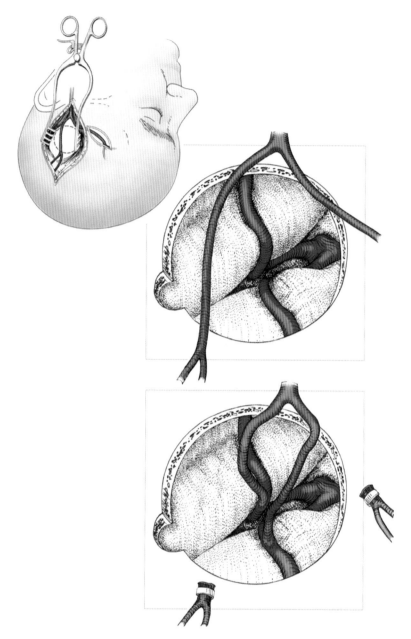

图 10.3 解剖颞浅动脉额支和颞支,将两条分支分别与前外侧和下外侧皮层动脉行端侧吻合。梭形动脉瘤内行弹簧圈栓塞,最终达到动脉瘤的完全栓塞。

参考文献

1. Batjer HH, Samson DS. Retrograde suction decompression of giant paraclinoidal aneurysms. Technical note. J Neurosurg. 1990;73:305–6.

2. Steiger HJ, Lins F, Mayer T, Schmid-Elsaesser R, Stummer W, Turowski B. Temporary aneurysm orifice balloon occlusion as an alternative to retrograde suction decompression for giant paraclinoid internal carotid artery aneurysms: technical note. Neurosurgery. 2005;56:E442.

3. Chen L, Kato Y, Sano H, Watanabe S, Yoneda M, Hayakawa M, et al. Management of complex, surgically intractable intracranial aneurysms: the option for intentional reconstruction of aneurysm neck followed by endovascular coiling. Cerebrovasc Dis. 2007;23:381–7.

4. Amin-Hanjani S, Chen PR, Chang SW, Spetzler RF. Long-term follow-up of giant serpentine MCA aneurysm treated with EC-IC bypass and proximal occlusion. Acta Neurochir (Wien). 2006;148: 227–8.

5. Amin-Hanjani S, Meglio G, Gatto R, Bauer A, Charbel FT. The utility of intraoperative blood flow measurement during aneurysm surgery using an ultrasonic perivascular flow probe. Neurosurgery. 2008; 62:1346–53.

6. Amin-Hanjani S, Alaraj A, Charbel FT. Flow replacement bypass for aneurysms: decision-making using intraoperative blood flow measurements. Acta Neurochir (Wien). 2010;152:1021–32; discussion 1032.

第 **11** 章
外周和真菌性动脉瘤

外周动脉瘤主要分为三类：

1.位于后交通动脉前段、大脑后动脉、M2段分叉处和大脑中动脉外周段分叉处的囊状动脉瘤

2.真菌性或感染性动脉瘤

3.动静脉畸形相关的动脉瘤(AVMs)

所有的远端动脉瘤非常少见，我们所掌握的知识都是从小案例报道中得来。除了这些主要分类外，也有关于烟雾病患者出现远端穿支动脉瘤、外周夹层动脉瘤和外周动脉瘤的病例报道。

外周动脉瘤病因复杂。尽管如此，它们的临床表现特征相同，治疗方案也差不多。它们往往表现为脑出血，有时也伴随脑梗死。它们通常因瘤颈部较宽且壁厚，使得在外科手术或血管内治疗中造成动脉主干通畅性保护的困难。栓塞动脉瘤或是载瘤动脉陷入困难时，应寄希望于在动脉供血区内有足够的侧支动脉形成。外周动脉瘤的另一个共同点是位置易变，需要个体化处理。对绝大多数外周动脉瘤而言，需强制性使用导航系统。

11.1 位于远端分叉的囊状动脉瘤

11.1.1 概述

位于大脑前、中或后动脉或小脑动脉远端分叉的动脉瘤很少见。总体来说，它在所有动脉瘤中出现的概率为1%[1]。一些研究人员指出，远端动脉瘤患者中，多发性动脉瘤的发病率大体上比那些近侧动脉瘤的患者高，在有些情况下，发病率可达到20%。目前尚不清楚其中一些动脉瘤是否为感染相关性栓塞所致，这些是否应该被分类，而不是作为真菌性动脉瘤。

在绝大多数情况下，发生远端分叉动脉瘤相对较小。它们通常表现为蛛网膜下隙出血或脑内血肿或少数情况下表现为急性硬膜下血肿。

11.1.2　入路和夹闭

大脑前及大脑中的外周动脉瘤存在于纵裂内，那些来自于大脑中动脉的外周动脉瘤位于侧裂内。在脑表面很少遇到与分叉相关的外周动脉瘤。对于所有涉及处理深深位于纵裂或侧裂内的远端动脉瘤手术而言，正常的脑脊液引流非常重要，因为手术入路不允许过早进入脑脊液池以松弛大脑。

患者处于仰卧位，通过纵裂入路处理大脑前动脉的远端动脉瘤。一般情况下，让患者处于公园躺椅位来处理大脑后动脉的远端动脉瘤(图 11.1)。大脑后动脉后交通段动脉瘤，不能通过纵裂入路接近，我们认为这些动脉瘤尽可能通过血管内途径来治疗。

如上所述，因为远端动脉瘤位置多变，缺乏固定的路径，所以影像导航系统的引入对它们特别有用。

虽然一般说来远端动脉瘤非常小，测量尺寸在 4~8mm 之间，但是它们与载瘤动脉的关系并不是十分密切，所以要特别注意，保持载瘤动脉通畅。

11.2　真菌性或感染性动脉瘤

11.2.1　概述

颅内感染性动脉瘤或真菌性动脉瘤很少见，感染性脑血管病变由脑动脉壁上的微生物感染所引起。由于这属于罕见病，临床表现多样，且没有基于人口的流行病学研究数据，所以目前还没有普遍为人们所接受的较好的治疗方法。总体而言，英文文献中有针对仅 300 名真菌性动脉瘤患者的临床表现、治疗和结果的统计和临床数据。该文献赞同根据动脉瘤的特点和位置还有患者的临床状态，采用抗生素治疗并结合外科手术或血管内介入治疗[2,3]。

当然还有很多方面我们仍不清楚，如破裂发生率，未破裂的真菌性动脉瘤是否可以仅用抗生素治疗。人们普遍认为，破裂的感染性动脉瘤应通过手术或血管内介入消除。由于这些动脉瘤的梭形和厚壁性质，通常在开颅或进行血管内治疗时，不太可能保持载瘤动脉通畅。外科手术控制一般包括孤立和切除。由于外周位置和供应的血管区，因为出血和局部缺血已经被破坏，所以不需要搭桥手术。

血管内治疗通常用弹簧圈、丙烯酸正丁酯、乙烯-乙烯醇或 Onyx®胶闭塞载瘤动脉[4]。还有一些少量关于近端感染性动脉瘤采用支架辅助栓塞，甚至血管转流支架的单一治疗。

11.2.2　显露和闭塞

因为位置多变，手术入路必须以个体化为基础进行。与远端分叉部位的动脉瘤相比，许多感染性动脉瘤靠近大脑表面。因为对于真菌性动脉瘤不可能保留其流通性，所以必须考虑供血区域闭塞后的风险。通过影像导航在开颅术中找出动脉瘤，动脉瘤的外形经常由于出血和反应性变化而改变。一经确认后，就用动脉瘤夹夹闭并将其切除(图 11.2)。

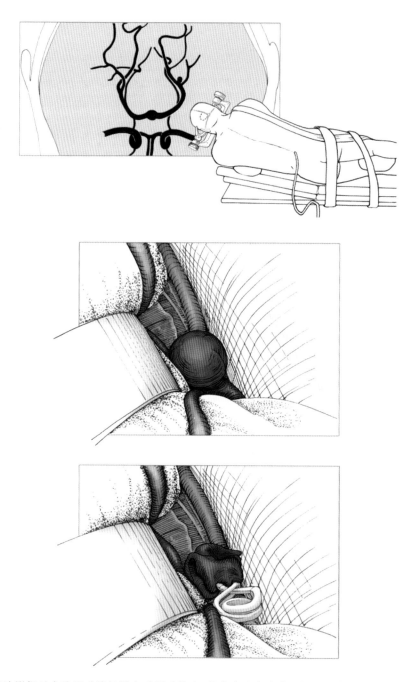

图 11.1　血管造影提示大脑后动脉远端未破裂动脉瘤,临床表现为头痛和视觉异常,左侧大脑后动脉纵裂镰旁暴露和夹闭。

11.3　脑动静脉畸形(AVM)供支动脉瘤

虽然在前瞻性报道中存在一些差异，公开发表的文献中显示与 AVM 相关的近端或带蒂动脉瘤平均发病率约为 AVM 的 10%。在后颅窝中，带蒂动脉瘤发病率相对高许多[5,6]。后颅窝 AVM 供支动脉瘤破裂并不少见，占后颅窝 AVM 出血的 10%左右。

当面对与 AVM 相关的急性后颅窝出血时，外科医生需要意识到供支动脉瘤破裂造成出血的可能性。与 AVM-相关的外周动脉瘤通过闭塞载瘤动脉进行处理。因为这些动脉基本上只为 AVM 供血，与供支近端动脉瘤或与一个未破裂的 AVM 相关的供支动脉瘤处理相比，文献中很少有关于此问题的讨论。对于与无症状 AVM 相关的未破裂动脉瘤引起的额外风险无可参考的真实数据。考虑到流量相关的近端动脉瘤，一些同事推荐积极主动的处理 AVM，包括排查相关动脉瘤。考虑到与流量相关的动脉瘤在消除 AVM 后可能会形成血栓，另有同事建议在处理完 AVM 后，暂观察近端动脉瘤的变化，直至持续治疗半年以后。

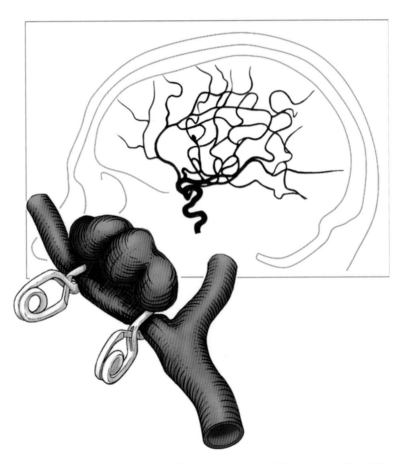

图 11.2　位于大脑中动脉(MCA)额部的外周疑似感染性动脉瘤，通过夹闭和切除治疗。

参考文献

1. Lehecka M, Dashti R, Hernesniemi J, Niemelä M, Koivisto T, Ronkainen A, et al. Microneurosurgical management of aneurysms at A4 and A5 segments and distal cortical branches of anterior cerebral artery. Surg Neurol. 2008;70:352–67; discussion 367.

2. Ducruet AF, Hickman ZL, Zacharia BE, Narula R, Grobelny BT, Gorski J, Connolly Jr ES. Intracranial infectious aneurysms: a comprehensive review. Neurosurg Rev. 2010;33:37–46.

3. Dashti R, Hernesniemi J, Niemelä M, Rinne J, Lehecka M, Shen H, et al. Microneurosurgical management of distal middle cerebral artery aneurysms. Surg Neurol. 2007;67:553–63.

4. Gross BA, Puri AS. Endovascular treatment of infectious intracranial aneurysms. Neurosurg Rev. 2013;36:11–9; discussion 19.

5. Westphal M, Grzyska U. Clinical significance of pedicle aneurysms on feeding vessels, especially those located in infratentorial arteriovenous malformations. J Neurosurg. 2000;92:995–1001.

6. Schmidt NO, Reitz M, Raimund F, Treszl A, Grzyska U, Westphal M, Regelsberger J. Clinical relevance of associated aneurysms with arteriovenous malformations of the posterior fossa. Acta Neurochir Suppl. 2011;112:131–5.

第 **12** 章
质量管理

12.1 临床质量管理概念

临床质量管理包括标准程序的书面定义、清单的使用和将结果与基准比较的定期审查。质量管理的目标是安全性和有效性。因为医生只是最近才开始接受这些程序。然而，安全性管理的主要思路来源于其他领域，如交通和建筑等。

医学方面使用的安全性概念深受 James Reason 的深刻影响，因为他假设大多数事故可追溯到四个故障等级中的一个或多个：

1. 组织影响；
2. 不安全监督；
3. 不安全行为的先决条件；
4. 不安全行为本身。

在这个模型中，一个组织的故障防御被建模为一系列屏障。系统各个部分中的单个薄弱环节在规模和位置上不断发生变化。当所有单个屏障薄弱点调整一致时，允许"一个

事故轨道"，其中危机通过所有防御孔，这样系统作为一个整体就会失败[1]。人类失败的因果序列导致事故或错误，该模型包括自行故障和潜在故障。自行故障的概念包含与事故直接相关的不安全行为，如飞机事故中的飞行员误差。在飞机事故调查过程中，潜在故障的概念特别有用，因为它鼓励研究系统中的已经潜伏很久，直到最终促成事故发生的促进因素。在 Reason 的模型中，潜在故障跨越了失败的前三个等级：组织影响、不安全监督和不安全行为的先决条件。组织影响包括在财政紧张时，降低飞行员培训费用的做法。不安全监督包括将两个没有经验的飞行员配备在夜晚天气恶劣飞行的一架飞机上。不安全的先决条件包括机务人员疲劳或沟通方式不当。

将同样的分析和模型用于医疗保健领域，许多研究文献已经提供了描述性摘要、轶事和在该领域 Reason 分析。例如，潜在故障为在药房具有类似包装的两个处方药放置在

彼此紧邻的位置。在给患者拿错药的管理中，这就可能成为故障的促成因素。这样的研究说明医疗事故是"系统缺陷，而非特性缺陷"产生的结果，那不仅仅是无知、蓄意或懒惰造成的错误。

Reason 研究主要初步形成界定和定期审核临床的过程。使用手术清单和匿名的危机事故报告制度(CIRS)的思想是由以上观念产生。与放射科或麻醉科相比，因为在神经外科不能保证匿名 CIRS 不切实际，例如在多中心登记的情况下。随着世界卫生组织(WHO)清单的引入和生效，手术清单的利用开始流行起来[2]。我们使用类似清单已经 20 多年，以保证不会忘记术前或术后的细节问题。

制订程序并定期检查临床的安全性和有效性，特别是患者和医疗组织预计的创伤性手术。虽然管理动脉瘤和蛛网膜下隙出血(SAH)与其他亚专业不同，但是与其他神经外科的质量管理到底分离到什么程度或仍整合在同一框架中仍然值得商榷。过去的二十年间我们定期分析并发症，并在共同的发病率和死亡率(M&M)会议中讨论它们。虽然我们试图常年研究这些审计对明确的质量指标的影响，最后其实发现这些审计的主要目的是良好的临床护理文化的教育和交流。M&M会议是典型的案例教学研讨会。所以在一定程度上，每位神经外科手术医生和神经外科住院医师都应在一起讨论。相比之下，如放射外科或功能性神经外科等专科的独立程度，是否可为共同框架所涵盖，仍值得讨论。

治疗的安全性一直是质量审查的重点。在并发症的发病率与死亡率方面很容易定义安全性参数。通常在分析中包含由替代参数如肿瘤切除或动脉瘤消除的完整度反映的治疗有效性。因为没有证据证明这些替代参数，所以相关的参数结果如恶性肿瘤患者的带瘤生存率或未破裂动脉瘤患者的真实生活质量，不能作为质量审计考量。

尽管现在定期的 M&M 会议在住院医生的培训计划中仍扮演传统角色，但它作为一种工具可以改善质量依然是个假设。近些年来，随着质量管理关注度的提高，这些会议越来越倾向于被视为一种审查，并因此成为识别系统性缺陷的一种工具。要讨论案例报告方法、分析方法、发病率分类和可以在很大程度上改善流程的结果标准。

质量审查可量化定义结果参数如病例的发病率和死亡率，并将它们与公布的基准值对比，分析导致并发症的决定性路径。要判定手术操作的质量更加困难，要量化手术行为的准确度和时间效率，则需要整个过程的视频文件。此外，分析也需要过多的时间和精力。

12.2　杜塞尔多夫大学(HHU)神经外科的质量管理体系

本章节总结了我们在杜塞尔多夫(HHU)大学神经外科系所采用的质量管理体系。

12.2.1　内部指南

与基本外科手术一样，术前检查、诊断及治疗均标准化为书面指南[3]。就外科手术而言，这里的标准化限制住院医师在没有及时监督的情况下执行的方法和基本流程（如脑室引流、脑室分流术和慢性硬脑膜下血肿的清除），而手术的复杂环节，如肿瘤切除技术或动脉瘤的夹闭应酌情委托给个别专业人员。内部标准和指南中规定了主要由住院医师负责的患者治疗的方方面面。这些指导的主要目的是给住院医师提供一个框架，特别是在他们当值期间，必须要做出有效决策时使用。

12.2.2　发病率和死亡率报告

自从引入定期 M&M 会议，发病率和死亡率报告还有其他并发症，如非计划性手术重返或不完整结果，通过出院时医院诊疗系统的分类，治疗情况可被分为四个阶段 V1 到 V4：

V1：有效，治愈术前症状及体征

V2：预期

V3：复杂化

V4：死亡

该分类在出院注意事项中以朴素的语言形式总结了入院治疗情况，因此允许主治医生和患者及家庭医生反复检查，并在出院注意事项中签字。V3 阶段主要包括新的神经功能缺陷和其他并发症需要延长住院时间。这些并发症可能包括血栓栓塞、手术部位感染、不相关感染如肺炎或尿路感染，或一个二次非计划手术过程（如切除剩余肿瘤或术后出血）。在为定期 M&M 会议做准备时，从数据库调出 V3 和 V4 的情况。比较已完成的手术室日志以便反复检查修订流程。

12.2.3　发病率和死亡率的分类

如果能在 3 个月内治愈，则发病率被视为中等；并发症导致的恶化持续超过 3 个月，则被视为严重；该分类也包括那些威胁生命的并发症。发病严重程度的最终评估不能在出院时进行，而只能控制在随访几个月后进行。

死亡率分为与手术相关或与手术无关。一个与手术无关的死亡率典型案例是颅脑损伤或颅内出血导致患者死在医院。与手术相关的死亡率可根据是否存在因果关系而进行细分。例如，术后的致命血栓形成被认为与手术相关，但是手术过程却与死亡无直接关系。

12.2.4　修订指南的标准

监测典型并发症的发病率，如手术部位感染、脑膜炎、术后出血和脑脊液漏(CSF)并与文献中数据对比。对之前首次出现的未知不良事件进行彻底分析和讨论。如果再发生类似事件，需验证其可能性并通过有限的精力和花费潜在地阻止类似并发症。例如在住院当天，血管造影中遇到两例动脉瘤出血。分析表明在 SAH 后，存在一个做法的改变，需进行转诊使得患者在首次出血几个小时后，便可到达专科医院。已经有其他报道证明 SAH 后一个小时内的血管造影带来的出血风险达到 20%，我们改变了处理方法，这样即使早到医院血管造影也在发病初始时间的 6 小时后进行。

12.2.5　整体发病率和死亡率

HHU 神经外科在 M&M 会议上按月计算关键质量指标。2004-2009 年间收集了 10 000 例手术过程的累积评估，并于 2010 年对外公布[3]。外科手术的整体比率主要为由创伤和出血引起的急性病变的手术，包括动脉瘤破裂(22%)，脊椎手术(19%)和颅内肿瘤

(17%)。

管理平均发病率为 7.1%，其中 44% 并发症，程度为中等，2.6% 为严重。平均感染率(包含在 7.1% 的发病率中)为 1.8%。整体而言，每月的发病率均不相同也没有明显的年度模式。并发症分布如图 12.1 所示。

12.2.6　动脉瘤蛛网膜下隙出血的病死率

最近发表了关于在 HHU 动脉瘤 SAH 产生的内部病例死亡率的累积分析[4]。我们通过血管内治疗或微创手术治疗动脉瘤患者。591 名 SAH(由破裂的脑动脉瘤导致)的患者中，有 85 名患者在住院后 30 天内死亡。根据死亡病因可分为脑事件或非脑事件。病例死亡主要发生在平均值时间为 SAH 的 4 天后。脑水肿作为初始脑损伤的一个结果在发生后是造成死亡的主要原因，常常发生在第一天(n=24,22%) 通常发生有迟发性脑缺血 (n=

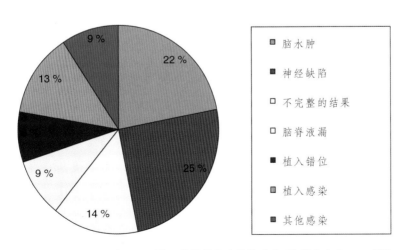

图 12.1　2004-2009 年 HHU 神经外科并发症总体分布(数据来自 Steiger 等[3])。

13,15.3 %;平均值时间是 SAH 后的 9 天)。非脑死亡的最主要原因是肾衰竭(n=6,7.1％)。

我们很难解释内部病例的死亡率。它们在很大程度上取决于当地环境，这决定了住院前死亡的百分比。因此在判断整体护理质量时，内部病例死亡率的重要性是有限的。但是导致死亡原因的相关比例也说明了具体问题所在。例如,有 6 名患者伴有严重肾衰竭,这使得该系列中我们仔细地验证监测血管痉挛的对比,增强灌注 CT 地频繁使用,是否可能是一个因素。

12.3 破裂和未破裂动脉瘤患者中与管理相关的并发症

由于出血导致的初始性损伤影响和血管内治疗或显微手术导致的延迟性缺血损伤影响，使我们对于动脉瘤 SAH 患者的管理相关的并发症分析,仍然十分困难。因此,尝试从数据库中提出一个具体的百分比是很难实现的。类似情况可用于下列情况分析中,如外伤性脑损伤、动静脉畸形破裂或创伤性脊髓损伤。可假定在等级较好的 SAH 患者和未破裂动脉瘤患者中,才有可能对并发症进行正确识别。

根据 Kotowski 和其同事的荟萃分析[5],里面囊括了 60 项研究,包括 10 000 名患者。报道中指出,夹闭未破裂动脉瘤后,平均死亡率为 1.7%,6.7%的患者效果差。有趣的是,报道的发病率在质量较好的研究中非常高。正如从未破裂颅内动脉瘤的国际研究（ISUIA)中得知的那样，在老年患者中发生大型动脉瘤或后循环动脉瘤的发病率较高 [6]。作者们认为,手术结果的可用数据质量较差,特别是与发病率低相关的部分。

参考文献

1. Reason JT. Human error. Cambridge: Cambridge University Press; 1990.
2. Haynes AB, Weiser TG, Berry WR, Lipsitz SR, Breizat AH, Dellinger EP, et al.; Safe Surgery Saves Lives Study Group. A surgical safety checklist to reduce morbidity and mortality in a global population. N Engl J Med. 2009;360:491–9.
3. Steiger HJ, Stummer W, Hänggi D. Can systematic analysis of morbidity and mortality reduce complication rates in neurosurgery? Acta Neurochir (Wien). 2010;152:2013–9.
4. Beseoglu K, Holtkamp K, Steiger HJ, Hänggi D. Fatal aneurysmal subarachnoid haemorrhage: causes of 30-day in-hospital case fatalities in a large single-centre historical patient cohort. Clin Neurol Neurosurg. 2013;115:77–81.
5. Kotowski M, Naggara O, Darsaut TE, Nolet S, Gevry G, Kouznetsov E, Raymond J. Safety and occlusion rates of surgical treatment of unruptured intracranial aneurysms: a systematic review and meta-analysis of the literature from 1990 to 2011. J Neurol Neurosurg Psychiatry. 2013;84:42–8.
6. Wiebers DO, Whisnant JP, Huston J 3rd, Meissner I, Brown RD Jr, Piepgras DG, et al.; International Study of Unruptured Intracranial Aneurysms Investigators. Unruptured intracranial aneurysms: natural history, clinical outcome, and risks of surgical and endovascular treatment. Lancet. 2003;362:103–10.

索　引